首・肩・ひざの痛みは「温めて」治す!

吉田始史　高松和夫＝監修

講談社+α文庫

はじめに

平成23年、講談社から出版した拙書『腰痛は「たった1つの動き」で治る！』が好評を得て、本書を出版する運びとなりました。読者の皆様に心から感謝するとともに、1人でも多くの方が体の痛みから解放され、健やかな毎日を送るお手伝いをしたい気持ちを強く感じております。

前回は、私自身が長年悩まされている腰痛に焦点を当てましたが、今回は、体のあらゆる部位に生じる「痛み」を中心に取り上げたいと思います。首、肩、腰、ひざ、そして、頭痛や耳鳴りなど、体にはいろいろな痛みが生じ、私たちを悩ませます。とくに、病気やケガなどはっきりとした原因がよくわからない痛みは、不定愁訴《ふていしゅうそ》と呼ばれ、病院外来の7割を占めるといわれます。不定愁訴は原因がわからないため、痛みをやわらげる対症療法をとることしかできません。つまり診察に行って「頭が痛い」と訴えても、頭痛薬を処方してもらうくらいしかできないのです。

私が主宰するデイサービス「がまの穂」（札幌市白石区）にも、原因がよくわからない痛みを訴える方がたくさんいます。元気な方が多いとはいっても、誰でも年を重ねれば体のどこかしらに「痛み」を抱えているものです。また、利用者の家族の方、道場の生徒などいろいろな年齢層の方から相談を受けることもよくあります。医学の進歩で、治療法も原因を知るための検査方法も増えていますが、不定愁訴を訴える患者は減るどころか増加の一途といわれています。時間もお金もかかるため受診をためらい、「このくらいなら……」と痛みを我慢している方も多いことでしょう。

本書でご紹介するさまざまな療法は、私の40年にわたる武道歴から構築した「動きへの理論」、東西の医学を生業《なりわい》とする友人、知人からの学びなど多角的な視点と経験で培《つちか》ったもので、「がまの穂」で実践しています。その中心となるのは、ふつうの家庭にあるモノでできる、簡単でいてお金もかからないセルフケアです。痛みから解放された皆さんの笑顔を見ると、私もとても幸せな気持ちになります。紹介したものの中から一つでも自分に合ったものを見つけ実行して、その効果をぜひ実感していただきたいと願っております。

吉田始史

私がこの本をおすすめする理由

著者とのつきあいは、何十年の長きにわたります。武道の師範、看護師などの経験に裏づけられた本書は、理論的ながらも読者に理解されやすく、実行も容易な内容となっています。これまでに何度か吉田氏の著作の監修者の立場で、推薦文を書いていますが、著者の好奇心と博学にいつも感心させられています。

わかりやすく実行しやすい方法は、著者の独創性と、さまざまな心身の不調に悩む人々を苦痛から解放したいというやさしい思いに裏打ちされているのはもちろんですが、ほとんどお金がかからない点が魅力です。

私も心身両面の治療の重要性を日々感じています。低体温の有害性は日常の診療では、枚挙にいとまがありません。正しい姿勢の維持、筋力増強は健全な心身を保つために大切なものです。

読者の中には、かなり多数の心身の慢性的な不調に悩んでいる方々がおられると思います。

長年にわたり、医療を受けても良くならない方や、いわゆる高価な健康食品や薬品の摂取や健康法でも良くならない方は、是非著者の「温か療法」を試みてください。経済的な負担なく効果があがれば最大の福音です。

ただし、最後に一言。「継続は力なり」の金言を心に留めて、努力することが必要です。

高松内科クリニック院長　高松和夫

首・肩・ひざの痛みは「温めて」治す！◉目次

Part 1
熱を作る力を鍛えよう　［体温アップ］で若返る

Part 2
長引く痛みをやわらげる［痛み］にすぐ効く温か療法

Part 3

体調が悪いとき、応急処置にも ［不調］によく効く温か療法

Part 4

「温める」は若返りの切り札　温か生活で体温アップ

・本書は、慢性痛、不快症状の緩和・改善を目指すためのもので、治療行為や治療を目的としておりません。
・本書でご紹介する温熱療法は、血管拡張の作用があるため、持病、既往症などによっては実施を控える必要があります。かかりつけの医師などとよく相談してから行ってください。
・温熱療法では熱湯を用いるため、本書の説明をよく読んだうえで、やけどには十分注意して作業してください。

Part 1

熱を作る力を鍛えよう
[体温アップ] で若返る

肌の温もりは、温かい血液が体の中を流れている証《あかし》。体温で、血液をしっかりと温められるかどうかが〝若さと元気〟の鍵を握っています。あなたは自分の平熱を知っていますか？　肩こりがひどい、何だか体がだるい……。慢性的な痛みや不調の原因は、もしかしたら体温が下がっているせいかもしれません。

体温は生きる力

体を触ると温かい——ふだんは気にしませんが、動物にはすべて体温があります。そして、生きとし生けるもの、それぞれに適正体温があるのです。人間や犬、猫といった哺乳類《ほにゅうるい》、ハトやスズメなどの鳥類は、気温や室温などまわりの環境の温度が高くても、低くても、一定の体温を保つ恒温動物です。それに対して、魚類やカエルなどの両生類、ヘビなどの爬虫類《はちゅうるい》は、変温動物といって、環境の温度によって体温が変化します。気温や水温によって高くなったり、低くなったりするカエルの体温は、よほどの猛暑でない限りは人間の体温を超えることはありません。カエルを触ると冷たく感じるのは、こうした体のしくみの違いによるものです。

そして、動物は、自分の中でエネルギーを生み出す、つまり代謝をくり返すことで生きています。エネルギーを生み出す量=代謝量は、生命力にも深く関係します。一般に恒温動物の代謝量は変温動物の4倍。私たち人間は、代謝によって生み出されたエネルギーの75%以上を体温維持のために使っています。

体内で熱を作り出す力においては、変温動物よりも恒温動物が優っている。それは、環境に左右されずに自力で生きていくエネルギーを作り出すことができる、とい

体温維持に使われるエネルギー

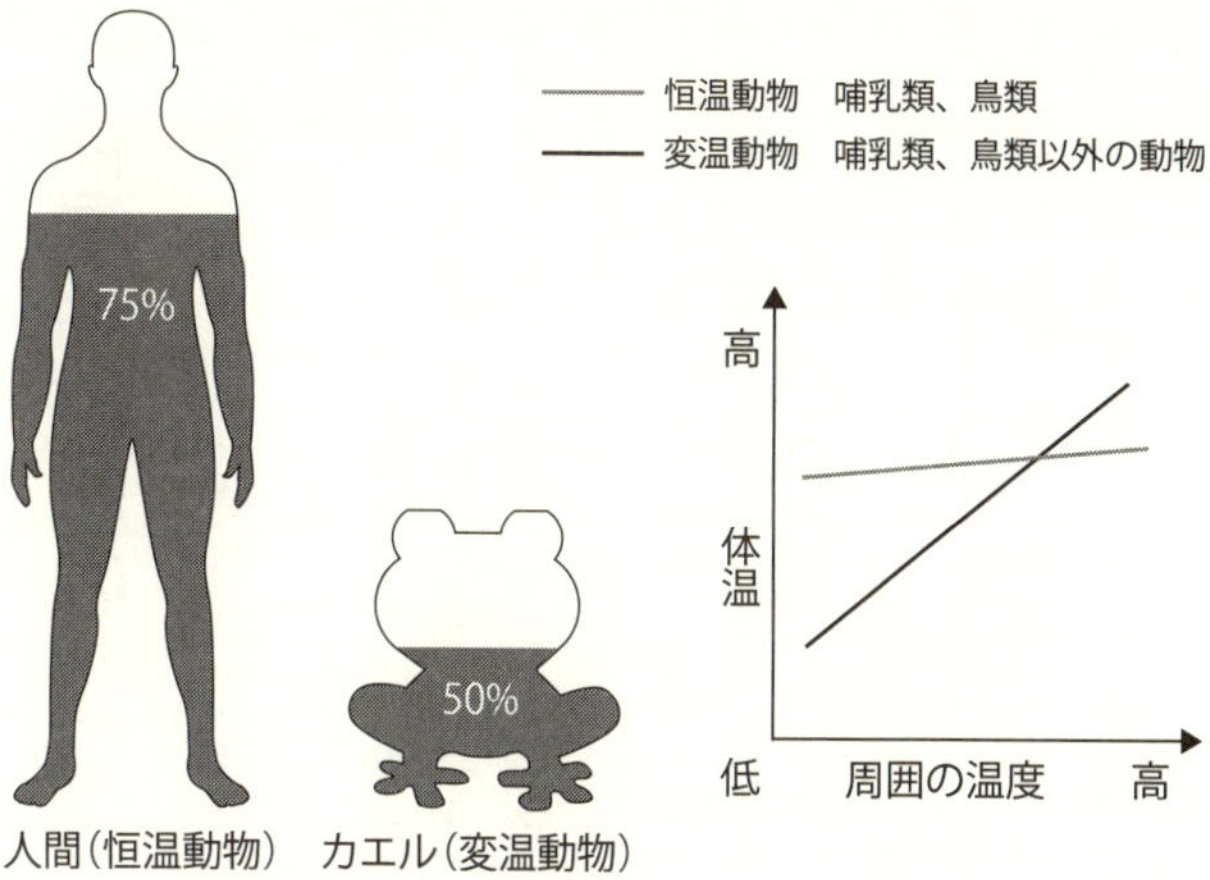

うことです。体内で熱をあまり作れない変温動物は、生命活動に必要なエネルギーを獲得するため、外部から熱を取り入れなくてはなりません。そのため周囲の温度が下がると活発に動けなくなります。環境に左右されず体温を保っていけるという体のしくみは、人類に今日のような発展をもたらしてくれた原動力であり、生きる力なのです。

体温は健康のバロメーター

入院患者や基礎体温を記録している女性は別として、たいていの人は、熱でも出さないと体温を測りません。体温は、器官や部位によって温度差があり、体の内部の中心ほど高くなります。検温とは、この体内温度を測ることなのですが、ふだん私たちが利用する家庭用体温計は、体表の温度を測ります。もっとも一般的なのがわきの下に体温計を挟む方法ですが、正しく計測すれば体内温度と近い値が得られます。

健康な人の平熱は36・5〜37・1℃。一般に子どもはやや高く、お年寄りはやや低めです。つまり代謝が低下すると体温も低くなるのです。体温が下がれば、血液の温度も低くなり、血流が悪くなります。血液は、私たちの体を構成する約60兆の細胞に栄養を届け、同時に老廃物を持ち帰る働きをしています。とくに、血液中の白血球は、体内を巡ってウイルスや細菌といった健康を阻害する「異物」を駆除するという免疫機能に大きな役割を果たしています。体温が下がり、血流が悪くなると免疫力が低下して病気にかかりやすくなるのです。そして、体温が35℃を下回ったとき、あるいは42℃を超える高熱が続くとき、体のさまざまな働きに障害が起きて、生命がおびやかされます。

体温アップのキーワード[体温測定]

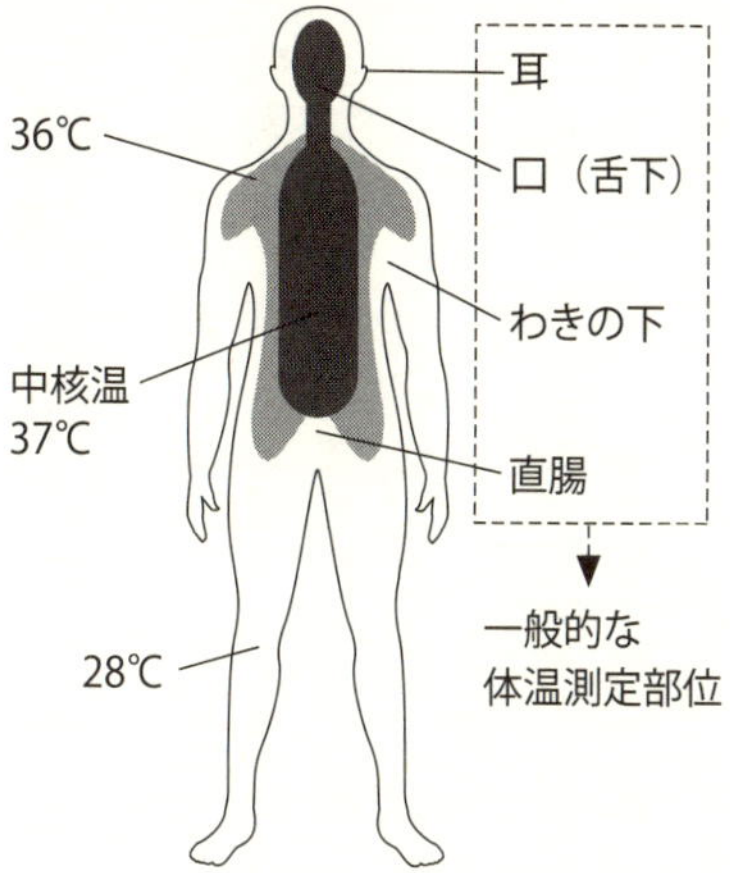

体温は、体の中心ほど高くて安定しています。家庭用体温計での測定は、体内温度より低い値になりますが、正しい方法で測定すれば問題ありません。体調管理、体温アップや低体温改善の効果を確かめるためにも、ぜひ検温を習慣に。体温は、測定する部位や１日のうちでも時間帯によって違ってくるので、検温は、同じ部位、同じ時間など一定の条件で行うようにします。

体温は高すぎても、低すぎてもダメ。体温は、その人の体の状態を知らせる「健康のバロメーター」でもあるのです。人間の場合、適正体温は約37℃、±1℃の範囲が健康な状態を維持できる体温です。この範囲ならば、少々の体温低下や発熱があっても、生命に危険がおよぶ限界とは大きく離れています。また、体の働きを支える細胞の活動が活発になる温度も37℃前後。適正範囲内で体温が高めに維持されるほど、細胞が活性化して元気な体になるのです。

低体温は万病のもと

「低体温の人が増えている」という話をよく聞きます。低体温とは、平熱が36℃を下回る状態であること。高齢者や女性に多い傾向がありますが、若い人や男性も無縁とはいえません。多忙な生活からくる運動不足、生活環境、食生活、ストレスなど、私たちの生活は低体温に陥る要因で満ちているといってもよいでしょう。体温が1℃下がると免疫力は30％低下するといわれます。本来体に備わった自然治癒力も低下しますから、風邪をひきやすい、アレルギー症状がでやすい、あるいは体調不良が長引くなど健康維持にさまざまな支障が起こってしまうのです。

　現在、病院外来の約7割が「不定愁訴《ふていしゅうそ》」を訴える人で占められているとか。不定愁訴とは、原因不明の不調や痛みのことで、その多くは、自律神経の働きに関係すると考えられています。私たちの体の中には、たくさんの神経が張り巡らされています。そのおおもとになるのが、脳と脳につながって背骨の中を通る脊髄からなる「中枢神経」です。中枢神経からは「末梢神経」が全身に張り巡らされています。末梢神経には2種類あり、1つは刺激や感覚を脳に伝える「知覚神経」と脳からの指令で体を動かす「運動神経」からなる「体性神経」です。手足を動かしたり、まぶたを開閉した

35℃がボーダーライン。低体温はアブナイ！

体温	神経	心臓・血管	呼吸	筋肉	代謝
35℃以下	意識低下	末梢の血管が収縮	呼吸数が増加	激しく震える	酸素、エネルギー消費量が3～6倍に増加
30℃以下	無反応	不整脈が起きる	呼吸低下、咳が出にくくなる	硬直が始まる	酸素、エネルギー消費が低下
20℃以下	脳波が停止	心臓の動きが不調に陥る	無呼吸	硬直状態	熱がほとんど作られない
15℃以下	脳波が停止	心停止	呼吸停止	硬直状態	熱がほとんど作られない

り、体性神経はある程度自分の意志でコントロールすることができます。

もう1つは呼吸、血液循環、消化・吸収・排泄《はいせつ》、ホルモン分泌、そして体温調節といった生命機能を調節する「自律神経」です。自律神経は、自分の意志でコントロールできません。生命機能を自分でコントロールできたら便利なように思えますが、呼吸や心臓の動きが止まることがないのは自律神経が休まず働いているおかげなのです。

さて、話題を低体温に戻しましょう。自律神経は、体温調節を担っています。自律神経の働きが乱れると体温調節もうまくいきません。自律神経の働きが整っていれば体温は、適正範囲内で維持されます。ところが、自律神経の働きに支障をきたすと、血流障害が起きて体温が低下します。睡眠不足の人、ハードな仕事が続いている人、精神的なストレスを抱えている人は、こうした自律神経の乱れによって、原因不明の不調や痛みが生じやすくなります。

わずか1℃と侮るなかれ。体温低下を放置しておけば、自律神経の乱れから不調や痛みが慢性化しやすくなります。また、免疫力が低下して病気にかかりやすくなる、代謝が鈍って老化が早まるなど、いいことは一つもないのです。

温かコラム

[冷え性と低体温]

冷え性と低体温は似て非なるもの。一般に冷え性は、体の表面の一部が冷たくなっている状態のことをいいます。手足が冷たいなど冷え性が自覚しやすいのに対して、低体温は、体の内部全体の「冷え」であるため気づかない人も多いようです。どちらにしても、体にとって冷えは好ましくありませんが、より深刻な健康被害をもたらすのはやはり「低体温」といえるでしょう。

平熱36℃台　冷え性＝末梢神経の障害　手足など末端が冷える。

平熱35℃台　低体温＝中枢神経の障害　体の内部まで冷えている。

[低体温チェック]　当てはまる項目に✓をつけてみましょう。

- □　いつも何となくだるく、疲れやすい
- □　ダイエットのために食事を抜くことがある
- □　肩こり、頭痛、便秘、いずれかに悩まされている
- □　お腹を触ると冷たい。とくにへそから下が冷たい
- □　肌や髪にハリ・ツヤがない
- □　朝の目覚めがよくない
- □　夕方になると脚がむくむ
- □　あまり食べないのに太りやすい
- □　風邪などの病気にかかりやすい
- □　イライラしやすい、気分が落ち込みがち

チェックの数が多くなるほど低体温になっている可能性が高くなります。体温アップに取り組んで、こうした症状を改善しながら健康を取り戻しましょう。

体の熱はどこで作られるの？

私たちの体は、不眠不休で熱を作り続けています。「燃料」が食べた物であることは容易に思いつきますが、体内のどこで生産されているのかまで考えたことはあまりないでしょう。熱は体のいたるところで作られており、データのとり方で数値は異なりますが、〝熱を作る力〟の高さは1位が筋肉、2位は肝臓、3位が胃腸です。

もっとも多い割合で熱を作り出すのは筋肉、とくに「骨格筋」です。骨格筋とは、文字通り骨格についている筋肉で、姿勢を維持したり、体を動かすときに使う筋肉です。安静時には、肝臓などの内臓が熱産量の半分以上を担うものの、運動時には筋肉からの熱産量が8～9割にもなります。

一方、睡眠中などの安静時に、熱生産を主に担うのが肝臓などの内臓、ついで筋肉、脳、骨。筋肉は体重の約50％、肝臓は2～3％、心臓は0・5％ですから、体重に占める割合から考えると、内臓で作られる熱産量がいかに多いかがわかっていただけるのではないでしょうか。また、胃腸では「食事誘導性熱産生」といい、消化などのために活動が活発になり、熱が作り出されます。食後に体がポカポカしたり、汗が出たりするのは、肝臓や胃腸が活発に働いているからなのです。ですから肝臓や胃腸

体温アップのキーワード[熱産生]

2位　肝臓

食べ物を化学分解することで肝臓も大量の熱を作っています。

3位　胃腸

食べ物が消化・吸収されていく過程で熱が発生します。

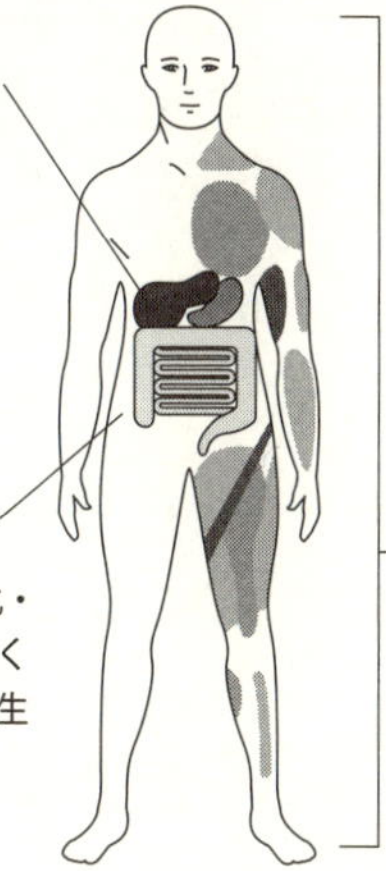

安静時の熱産量の割合

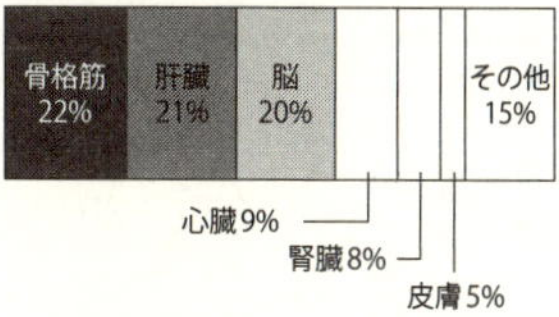

"熱を作る力" が高いのは

1位　筋肉

骨格筋は、体温維持のために常に熱を作り出しています。さらに、運動時には、体を動かす際に全身の筋肉が収縮して熱を生み出し、筋肉の熱産量が全体の8〜9割に達します。

の働きが悪くなったり、疲れがたまったりすると、熱を作る働きが低下して低体温になりやすくなります。また、低体温は、運動不足などにより筋肉量が少ない人、やせている人、高齢者、ダイエットをしている人にも多く、体力がない、下痢をしやすい、覇気がないといった傾向が見受けられます。低体温の改善には、運動によって筋肉量を増やすこと。肝臓や胃腸でも熱をたくさん作っているので、内臓に負担をかけないような生活を送ることも大切です。

体温アップでアンチエイジング、不調改善も

低体温ではないまでも、以前よりも平熱が低くなるということは〝体にガタがきている〟サインです。では、平熱が1℃上がるとどうなるでしょう。メリットは数限りなくあるといえますが、まず免疫力は何倍にもアップします。それも単に免疫機能を担う白血球の数が増えるのではなく、1つの白血球の持つ力が高まって、ウイルスや細菌を駆逐する数が多くなるのです。その理由は2つ。1つは白血球そのものの動きがよくなること、もう1つは「酵素」の働きが高まることです。酵素とは、代謝の際に体内で化学反応が起きるときに必要な「触媒」。酒や味噌などの食品や製薬にも利用されていますが、お酒を飲む人は「アルコール分解酵素」を思い出した人もいるのでは？　食べ物や飲み物の分解も、体内に栄養を取り込むのも、細胞がエネルギーを作り出すのも、すべて酵素という触媒を必要とする化学反応です。

その酵素の働きと深く関係するのが体温。酵素が活性化するのは体温が37℃台のときで、体温が高いほど酵素の働きはよくなります。一般に酵素は熱に弱いといわれていますが、これは食べ物に含まれる酵素の話で、人間の体は48℃以上になることはないので、体内で代謝に作用する酵素は問題なく働きます。

また、体温アップによって血液とリンパ液の流れが改善されます。まず血流がよくなると、ダメージを受けていた細胞にエネルギーが供給され、同時に体温アップによって酵素の働きがよくなるのでエネルギー生産率も高まるのです。一方リンパ液とは、血液中の水分が毛細血管からにじみ出たもので、老廃物を受け取って体外に運ぶ役割をしています。血液循環がよくなればリンパ液の流れもよくなる。血液が栄養を与えると同時にリンパ液によって体の中がきれいになって、体の働きがより活性化しやすい環境ができあがるというわけです。

すると胃や腸などの消化器系の働きもよくなり、腸内で発生する各種の毒素が素早く排泄されるので、便秘の解消や大腸ガンの予防につながります。また、消化器系と脳は機能上深い関係がありますから、同時に脳の活性化も進みます。とくに「海馬」という記憶力に関わる場所の血行がよくなると、記憶力の低下や認知症の予防にも効果が期待できるのです。

細胞から若返る〝さびない体づくり〟

人間の体を構成する約60兆の細胞。その中では、酵素を含むさまざまな栄養素を取り入れて、人体に必要なエネルギーを作り出す生命活動が行われています。細胞には、一つ一つに核があり、そのまわりを「ミトコンドリア」が取り囲んでいます。細胞内の小さな器官ですが、私たちの体の働きは、このミトコンドリアの活発さと量に大きく関係しているのです。

ミトコンドリアは、エネルギーを供給して細胞の働きを支え、生命維持に重要な役割を果たす、命の「発電所」ともいえるもの。そして、ミトコンドリアの活動は、体温に影響されることがわかっています。体温37℃前後では活発に働きますが、36・5℃以下になると働きが鈍くなったり、死んでしまったりします。実際に、ミトコンドリアの活動が活発な人は、心身ともに元気な人が多く、ミトコンドリアの働きが糖尿病や認知症など多くの病気に関わっていることも確認されています。

そして、もう1つ、体温と健康に深く関わっているのが、最近話題になっている「HSP（ヒートショックプロテイン）」です。病気やケガをしたとき、細胞内のタンパク質はダメージを受け、その結果、さまざまな症状が現れます。そのダメージを受けた細胞を修復してくれるのがＨＳＰ。さらに、損傷が激しく修復できない場合は、ガンなどの病気の原因にならないように死に導く働きもしています。

「熱ショックタンパク質」という意味の名前からもわかるように、細胞に熱による刺激（ショック）が加わるとＨＳＰが大量に作られます。ＨＳＰが増えると、細胞が正常な状態に修復されるだけでなく、免疫力も向上。体の免疫システムを支える免疫細胞の1つ「ナチュラルキラー細胞（ＮＫ細胞）」には、病原菌やガンを発見して殺傷する働きがあります。ＨＳＰは、そのナチュラルキラー細胞の働きを活性化するとともに、体内に侵入してきた病原菌の存在を知らせ、免疫システムそのものを向上させるのです。

ミトコンドリアとＨＳＰ、そのどちらも体を温めることで活発に活動します。免疫力を高めて不調の改善や病気を予防し、細胞を若々しく保つためにも「平熱は高めキープ」が必要であることはおわかりいただけると思います。

「全身」と「部分」、体温アップにはどちらが効く？

世の中には、体を温めるさまざまな方法があります。全身であれ、部分であれ、体を温めることは、体温アップにはとてもよいことですが、それぞれに効果が異なることも理解しておかなければなりません。全身を温める一番身近な方法は入浴です。温かいお風呂に入ると血液は皮膚のほうに集まり、血流がよくなると同時に熱を作り出す力が高まって免疫力アップも期待できます。また、一時的ではあっても、水圧によって肝機能も高まります。ただし、これらの効果は、入浴後、体温が下がるにつれて低下していきます。

私の経験からすると、体に不調や痛みを抱えている人は、必ずといっていいほど低体温、少なくとも以前より平熱が低くなっています。ただでさえ不調や痛みに悩まされているのに、筋力アップのための運動はもちろん入浴ですら負担に感じることでしょう。全身を温めるには時間と体力が必要で、体温アップは難しいといえます。

その点、部分的に温める方法は、体力のない人、寝たきりのお年寄りにも可能です。「部分温め」では、温めた部分の血管が拡張し、集中的に血液量が増え、より多く酸素と栄養が集まります。その結果、不調や痛みがスッとやわらぐのは、薬や手術

体を温める＝温熱療法の効果

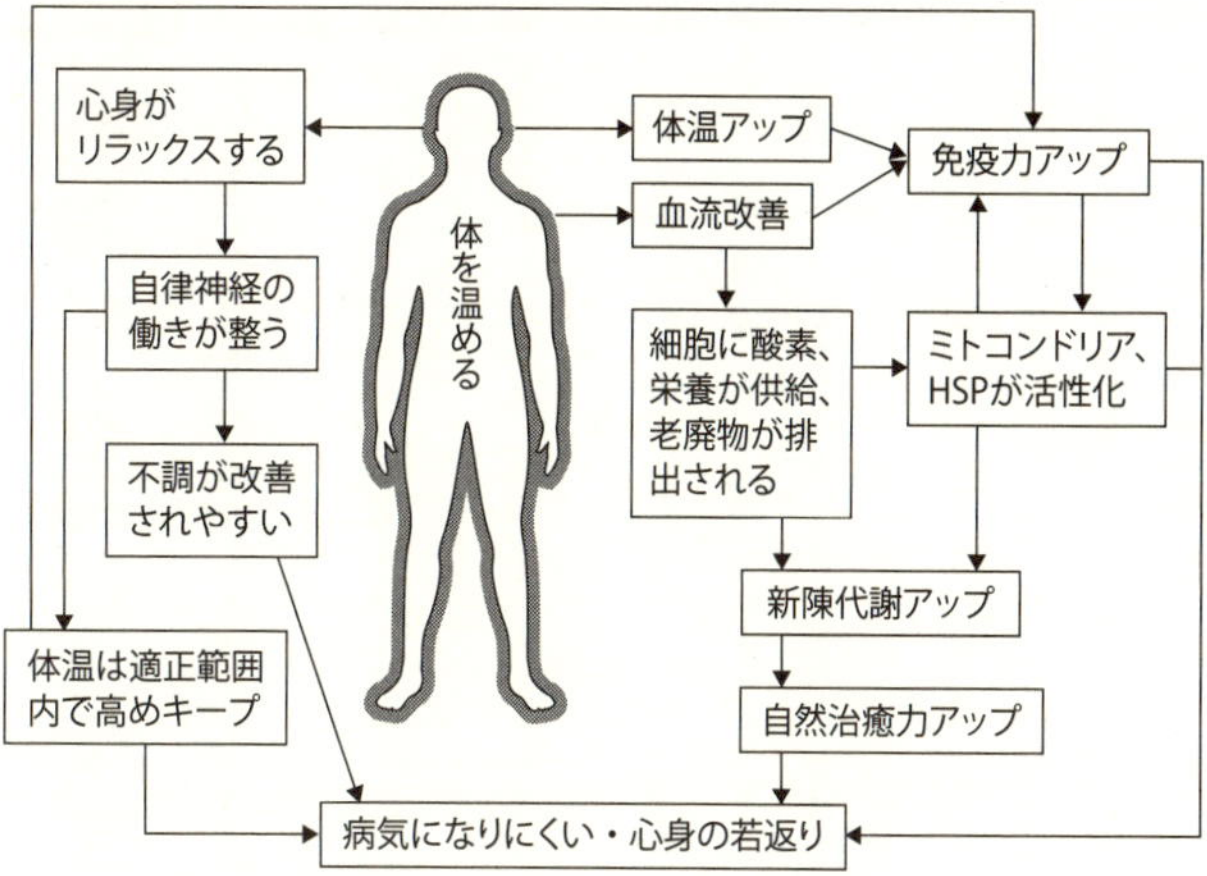

といった〝第三者〟の力ではなく、自分の本来持っている自然治癒力によるもの。副作用がなく、お金もかかりません。

日常生活の中で体温アップを図るには、全身と部分の温めを並行して行うのが理想。しかし、健康な人でも、あれもやらなきゃ、これもやらなきゃと思うだけで面倒になります。慢性の痛みを抱えている人、体力が低下している人、高齢者の方はなおさら。部分温めを習慣的に取り入れることで、不調や痛みを軽減しながら、熱を作る力が養われて〝さびない体〟になっていけるのです。

介護の現場から生まれた「温か療法」

武道を長年やっているためケガで整形外科を受診することが多い私は、以前から疑問に感じていたことがあります。打ち身の治療をしてもらうとき、病院ではホットパックで温めるのに、帰りにもらうのは、なぜか決まって冷やす湿布です。冷やすほうがよいのなら、院内でも冷やすはずなのに？　と思うのは私だけでしょうか。

冷やすのがよいのか、温めるのがよいのか。これは専門家の間でも意見の分かれるところですが、体全体を冷やすのはよくないが痛みについては状況によってどちらでもよい、ということで落ち着いているようです。しかし、ここで私の経験から得た結論を紹介しておきます。全身でも部分でも、ある程度の年齢を超えたら温めたほうがよい。理由は、年齢と体温＝熱を作り出す力との関係です。若いときは体力があったけれども、年齢を重ねるごとに体力が落ちていくことは誰でも認めることです。それは、筋肉量の減少を筆頭に、内臓の働きの低下、ホルモンバランスの変化など生理機能の老化を意味します。当然、熱を作り出す力も衰えてきます。加齢によって体温は低下すると先に述べましたが、年齢を重ねると寒がりになるのもそのためです。

平熱が低くなり、免疫力が低下すると、自然治癒力も鈍ります。不調や痛みが出や

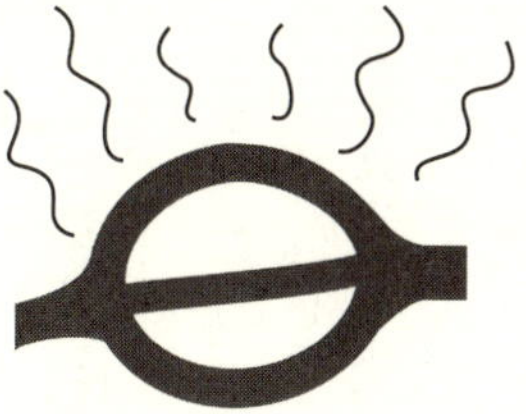

温める

血管が拡張する。
血液の流れがよくなり、体温が上昇し、放熱することで筋肉の緊張がやわらぐ。

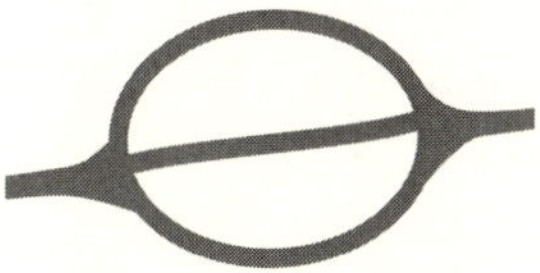

冷やす

血管が収縮する。
血管が細くなり、炎症を抑える。痛みを感じさせる物質が減るため、一時的に痛みがやわらぐ。

すく、治りにくくなってしまうのです。私が主宰するデイサービス「がまの穂」では、簡単でいて効果的に体を温める「温か療法」を行っています。そして、これが本書で紹介する中心となるテーマであり、「がまの穂」を利用する高齢者の方々が訴える痛みや不調を軽減したいという思いから生まれた「温める」セルフケアです。

タオル1本でできる「温か療法」を始めよう！

「温か療法」は、不調や痛みの軽減に効果のある部分を温めて刺激する、温熱療法の1つです。使い捨てカイロ、ドライヤーなど身近なものを使う温熱療法がいろいろと紹介されていますが、温か療法はタオルを使うのが特徴。どこの家庭にもある、ごくふつうのタオルがあれば、誰でもすぐに悩みとなっている痛みを軽減し、〝さびない体づくり〟を実践できます。

「熱湯で温めたタオルを当てる」という実にシンプルな方法ですが、全身の血液循環をよくして免疫力、自然治癒力を高めるのに大変効果的です。また温か療法は、一部分を温めて、血液を集めることで自然治癒力が増すようにする方法なので、一度にたくさんの場所を温めると効果減につながります。1ヵ所につきタオル1本、一度に温めるのは2～3ヵ所にするのが基本。そしてもう1つ、入浴後は、血液が皮膚のほうに偏ってしまうので、タオルを当てた場所に血液を集中させる温か療法の効果が薄くなります。入浴してから「温か療法」を行う場合は、入浴後2～3時間おくようにしましょう。

本書では、この「温か療法」を中心に、不調や痛みを軽減する方法をできるだけ紹

温か療法の特徴

家庭にあるものですぐできる

温か療法を実践するにあたって用意するのは、タオルや洗面器など家庭にあるものばかりです。

慢性痛や不調を軽減しながら健康になれる

痛みや不調の改善に効果のある部位を温めることで、全身の血流もよくなり、体温を上げ、免疫力や自然治癒力も高まります。

継続しやすいので確実に効果がでる

手間、経済面ともに負担がほとんどかかりません。着衣のままできるので、高齢者の方、家庭での介護にもおすすめします。

介していきたいと思います。このパート1では、温か療法の基本的な実践方法と〝さびない体づくり〟に役立つ「温かポイント」、パート2では慢性的な痛み、パート3ではさまざまな不調の軽減に効くセルフケアを紹介します。パート4では、入浴や食事など日常生活で実践できる「体温アップ」の方法も提案しますので、温か療法とともに〝さびない体づくり〟に役立ててください。

「温か療法」の3ステップ

「温か療法」を誰でも気軽に実践していただけるように、温めるときに使う熱いタオルと温める場所を次のように名づけました。

[熱タオル] 熱湯で温め、ポリ袋に入れたタオル。さらに乾いたタオルで包んで使います。
[温めポイント] 温める部位。改善したい症状や痛みによって異なります。

ステップ1

[熱タオル] を作る

「温か療法」を行う際は、1回ごとに36～39ページの方法で[熱タオル]を作ります。非常に熱いお湯を使いますのでやけどには十分注意しましょう。

ステップ2

[温めポイント] に [熱タオル] を当てる

[温めポイント]に[熱タオル]を当てて、改善したい痛み、症状に効果のある部位を温めます。[温めポイント]や当て方、その他のケアなどは各ページで紹介しています。

ステップ3

［熱タオル］が冷めたら終了。何度くり返してもOK

冷めたと感じても［熱タオル］にまだ十分に熱が残っている場合は、表面に巻いた乾いたタオルを取って、ポリ袋に入れた状態で当ててもOK。

温か療法を効果的に行うために

●1度に行うのは1つの症状だけにする

とくに気になる痛みや症状を1つ選んで行ったほうが効果的です。複数の場所に痛みや症状がある場合は、自律神経の働きを整える［体温アップ、免疫力向上、若返り］の温か療法（42～43ページ）をしばらく続けましょう。

●なるべく熱湯を使用する

時間がないときや熱湯を使う作業が不安な場合は、電子レンジを利用してもかまいませんが、［熱タオル］は、なるべく熱湯で作りましょう。沸騰してすぐの熱湯を使うと温め効果が約30分ほど持続します。

●使い捨てカイロを利用してもOK

［熱タオル］を作る余裕がないときは、温めポイントに使い捨てカイロを貼っておいてもOK。ただし、長時間の利用で低温やけどをしないように気をつけてください。

［熱タオル］を作りましょう

用意するもの

●**タオル２本**……素材は綿100%。フェイスタオル程度の大きさのもの。１本は［熱タオル］、もう１本は［熱タオル］を包むために使います。

●**ポリ袋１枚**……２〜３等分にたたんだタオルがすっぽり入るくらいの大きさが理想的。熱湯に浸したタオルを入れても支障がない厚手のものを選ぶようにします。

●**厚手のゴム手袋**……除雪用など極厚手のもの。炊事用ゴム手袋を使う場合は、軍手をつけたうえにゴム手袋を重ねてつけるようにしましょう。

除雪用ゴム手袋は、ホームセンターで購入できます。また、インターネットで「寒冷地　除雪用　ゴム手袋」のキーワードで検索すると通販が可能な取扱店が見つかります。

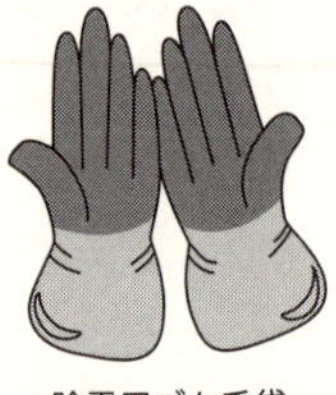

除雪用ゴム手袋

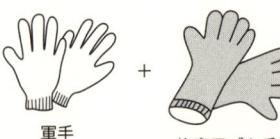

軍手

＋

炊事用ゴム手袋

炊事用のゴム手袋を使う場合は、下に軍手をつけます。作業中、熱湯が入らないように炊事用ゴム手袋はなるべく長めのものを選ぶとよいでしょう。

●**大きめの洗面器、タライ**……タオルが十分に浸せる大きさのもの。適当なものがなければ、熱湯を沸かした鍋を利用してもかまいません。

●**沸騰直後の熱湯（90～96℃）**……タオルを浸す容器１杯分。［熱タオル］を作る直前に沸騰させたお湯をそのまま使います。

◎温か療法では、［温めポイント］１ヵ所につき、熱湯で絞るタオル１本、包むタオル１本の合計タオル２本、ポリ袋１枚を使って［熱タオル］を作ります。
複数の［温めポイント］が指定されている場合は、タオルとポリ袋も［温めポイント］に応じて増やします。

◎［熱タオル］を作るときは、作業が終了するまでゴム手袋をつけ、やけどをしないように注意して行いましょう。

◎ゴム手袋は、なるべく厚手のものを選ぶようにします。ゴム手袋だけでは熱いと感じる場合は、下に軍手を重ねて使いましょう。また、熱湯が顔や腕に飛び散ったり、ゴム手袋の中に入ったりしないように、作業は慎重に行ってください。

[熱タオル] の作り方

[熱タオル] は、「温か療法」を行う直前に作ります。
熱湯を使うので、必ず厚手のゴム手袋（36ページ参照）をして行いましょう。
大変熱いお湯を扱いますので、やけどには十分注意して作業してください。

1 タオルを熱湯に浸す

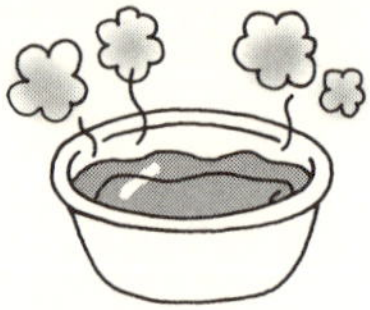

[温めポイント] の数と同じ本数のタオルを、大きめの洗面器に入れた沸騰直後の熱湯（90 ～ 96℃）に浸します。
タオル全体を浸して、熱湯をしっかりとしみこませます。

2 タオルを絞る

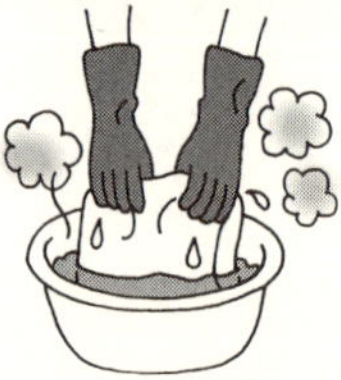

ゴム手袋をつけた手で、静かにタオルを取り出して、絞ります。水分がほとんどなくなるほど絞ると冷めやすくなります。タオルから水分がポタポタと落ちない程度に絞り加減を調節しましょう。

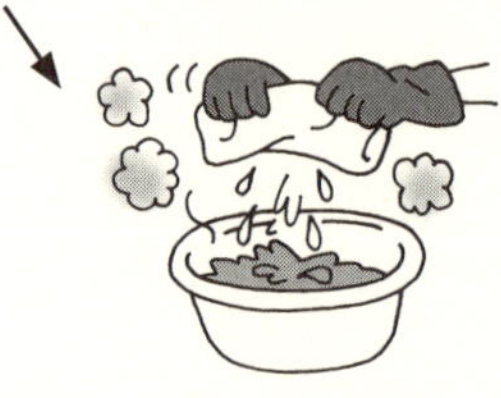

強く絞りすぎると冷めるのが早くなります。ポリ袋に入れたとき、お湯が袋から漏れない程度に、タオルが水分を含んでいるのがベスト。

3 タオルをポリ袋に入れてたたむ

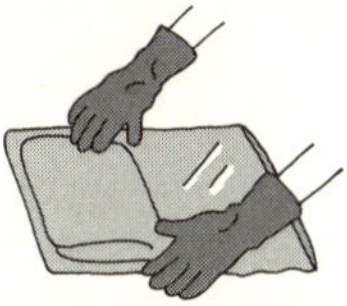

絞ったタオルを縦2～3等分に折って、ポリ袋に入れます。

↓

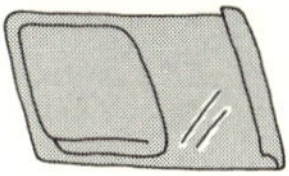

中の空気をできるだけ抜き、ポリ袋の口の部分を2cmほど折ります。

↓

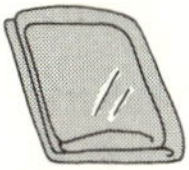

さらに温める場所に合った大きさに折りたたみます。

4 乾いたタオルで包む

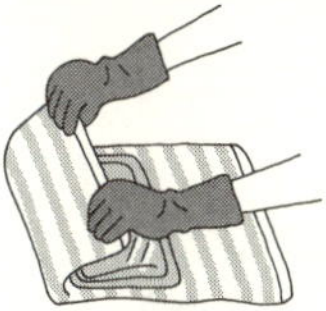

ポリ袋の上から乾いたタオルで包みます。ゴム手袋をしていても熱過ぎると感じるようなら、少し時間を置いてやけどをしない熱さに調節してください。

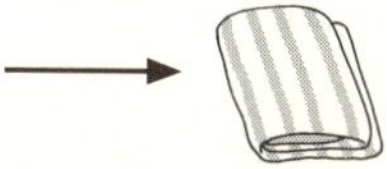

電子レンジを利用する場合は、

1.タオルを水に濡らし、水が垂れない程度に絞る

2.ラップでゆるく包んで、電子レンジに入れて、1分ほど温める

あとは、熱湯を使う場合と同じ要領で作ります。

加熱時間は、電子レンジの出力によって調節してください。また、電子レンジで作った［熱タオル］は、2分程度で冷めてしまいます。熱湯を使う場合と同じ効果を得るためには、1ヵ所あたり2分程度で温かいものと交換して合計約10分間行うようにしてください。

温か療法はこんなふうに行います！

[熱タオル]ができあがったら、さっそく温か療法を始めましょう。

[熱タオル]は、冷めるまで[温めポイント]に当てておくのが基本です。[温めポイント]については、[体温アップ、免疫力向上、若返り](42～43ページ)、パート2『[痛み]にすぐ効く温か療法』(45～105ページ)、パート3『[不調]によく効く温か療法』(107～131ページ)で紹介していますので、目的や症状に応じて選んでください。

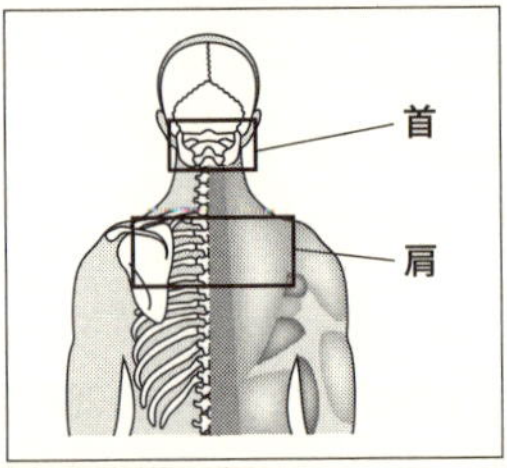

たとえば首や肩のこりが気になるなら……

[首・肩こり]の温めポイント(63ページ)に[熱タオル]を当てる。

[熱タオル]が冷めるまでリラックス！

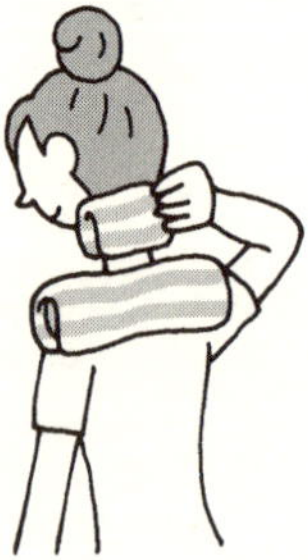

[熱タオル]を当てる時間は、とくに決まっていませんが、沸騰直後の熱湯で作った場合の温熱効果は、20～30分ほど持続します。
[熱タオル]が冷めるまでの時間は、気温や使用した熱湯の温度などによっても違ってきます。
冷めた[熱タオル]をそのまま当てていると、温か療法の効果が薄くなります。くり返し行う場合は、熱いタオルと交換してください。

楽な姿勢で行いましょう

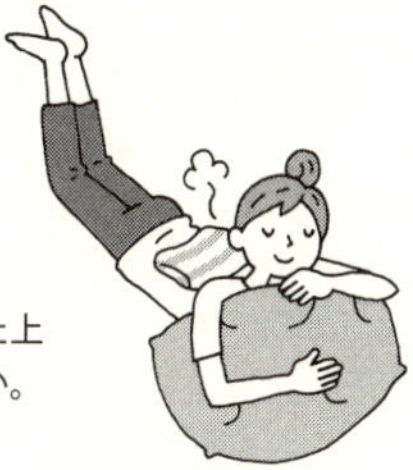

温か療法は、楽な姿勢であれば、座っても、横になって行ってもかまいません。[熱タオル]は着衣の上から当てますが、熱が伝わりにくい厚手の衣類は避けたほうがよいでしょう。
薄着で寒く感じるようなら、[熱タオル]を当てた上から衣類をはおるか室温を調節するかしてください。

背中側の[温めポイント]には仰向けが効果的

背中側の[温めポイント]は、仰向けで行ったほうが[熱タオル]が冷めにくく、熱も伝わりやすいので効果的です。

床が硬い場合は、マットや座布団、枕の上に[熱タオル]を置きましょう。

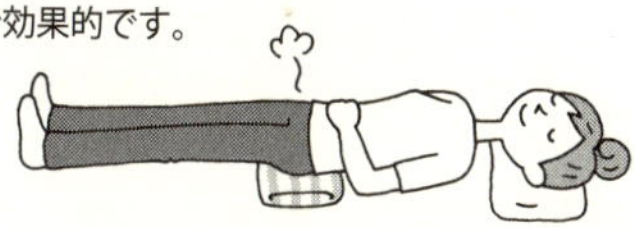

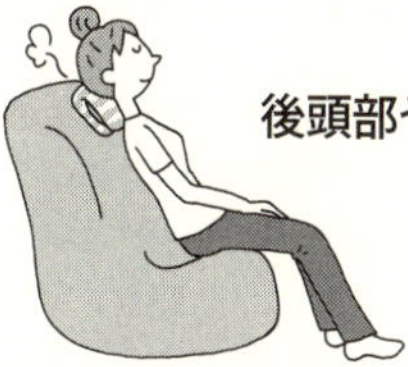

後頭部や首筋は、枕やクッションでサポート

適度な大きさの枕やビーズクッションなど頭が少し沈み込むようなものがあると、首に負担がかからず、[熱タオル]の密着も保持できます。

一度に温める部位が多くなると効果は半減

複数の症状を改善したい場合は、時間をあけて行うのが理想ですが、2～3症状であれば以下のような方法で行ってもかまいません。

●上半身と下半身を行う場合は上半身から先に行う。
●[熱タオル]は使う直前に作ったものを使う。

［体温アップ、免疫力向上、若返り］の温か療法

体温調節を担う自律神経は、交感神経、副交感神経の２系統がバランスよく働くことが大事。しかし、私たちは加齢とともに副交感神経の働きが弱まり、交感神経が優位になる傾向があり、内臓の働きが悪くなったり、眠りが浅くなったりするのです。ストレス過多、夜型生活に偏りやすい現代社会では、若年層でも自律神経に乱れをきたす人が増えています。

後頭部の頭と首の境目で凹んだところは「盆の窪《くぼ》」と呼ばれ、脳幹の下端である延髄の位置に当たります。また、仙骨は、お尻の割れ目の上、骨盤の中心にある骨です。中枢神経が通る背骨の上下につながる、この２つの部位を温めると、全身の働き、とくに自律神経の働きが整ってきます。

ここを温めることは、腰痛、生理痛、腹痛、アレルギー症状、精神的不安定といった他にもさまざまな不調改善に効果があります。体温低下や気になる不調がない方は、［後頭部］と［仙骨］の温か療法を行ってください。また、全身の代謝がよくなることで相乗効果が生まれますので、痛みや不調を改善したい方は、負担にならない範囲で、この２部位と症状改善の［温めポイント］を組み合わせて温か療法を実施するとよいでしょう。

温めポイント ［後頭部］と［仙骨］

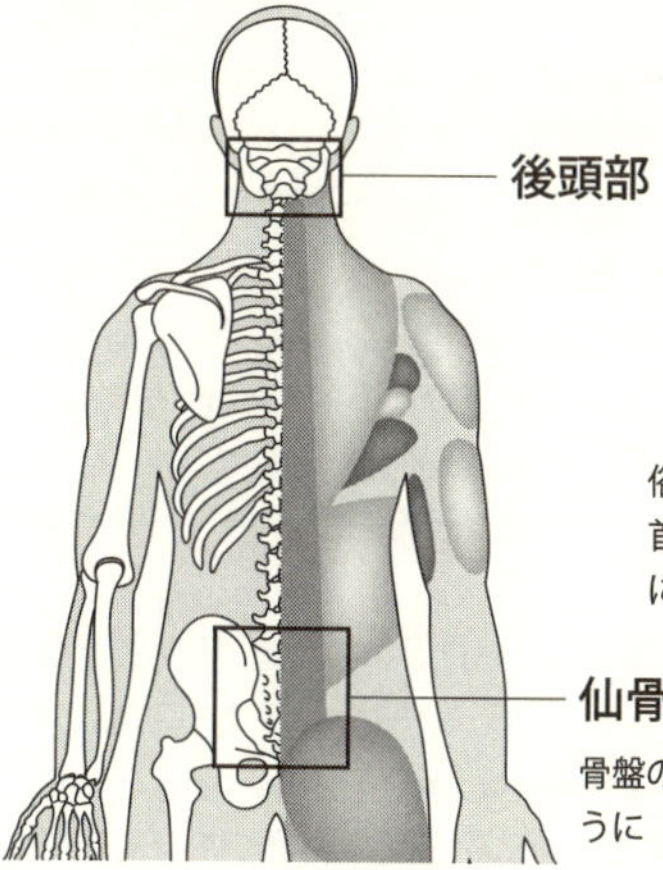

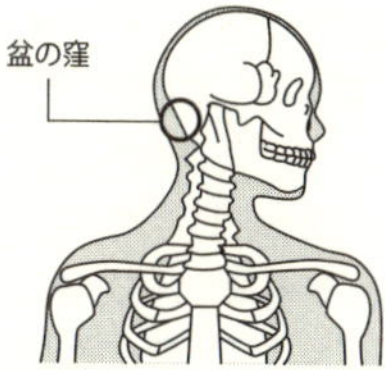

俗に「盆の窪」と呼ばれる頭蓋骨と首の骨の境目の凹んだところを中心に［熱タオル］を当てる。

仙骨

骨盤の中央にある骨。仙骨全体を覆うように［熱タオル］の大きさを調節する。

温める

後頭部と仙骨に１つずつ［熱タオル］を冷めるまで当てておきます。

↓

冷ます

後頭部と仙骨の熱を冷ます間に、新しい［熱タオル］を作ります。

以上のように「温める→冷ます」を、できるだけくり返します。

温める＝弛緩、冷ます＝緊張によって緩急をつけることで、筋肉を緩め、血液の流れが促進されるので、最低でも３回以上はくり返すようにしましょう。

温かコラム

［ストレスと体温］

50年前の日本人の平均的な平熱は36.89℃あったそうです。そして、現在の平均は36.2℃。半世紀の間に、日本人の体温の平均が約0.7℃下がった理由の1つに、筋肉量の低下があげられます。50年前と比較したら、日常的な運動量が少ないのは明らか。昔の人と比べて現在の日本人は、食生活が豊かになったので体格は向上していても、総じて体全体に占める筋肉の割合が低下しているのです。「最大の熱産生器官」である筋肉が少なくなると、熱を作る力も弱くなります。当然のごとく、体温が下がり、免疫システムを筆頭に体のさまざまな働きも連鎖的に低下します。

ただでさえ体温低下に陥りやすい私たちに、さらに追い打ちをかけるのがストレス。体には各種の防御システムが備わっており、ストレスに対しては、緩和作用のあるホルモンを分泌して対応します。ところが、このホルモンには、筋肉を分解して細くする働きもあるのです。心身のストレスが高じるほど、ストレス緩和ホルモンによって筋肉量が減り、さらなる体温低下を招くというわけです。

とにかく体温低下の最大の原因は筋肉量の減少。体温アップには、体を温める、運動によって筋肉を増やすことが重要な課題になります。自分の平熱がわからないという方は、まず体温を測ってみましょう。平熱を知るには、3～4日間、一定の条件で体温を測ります。できれば朝、昼、夜の1日3回。その平均値があなたの現在の平熱です。

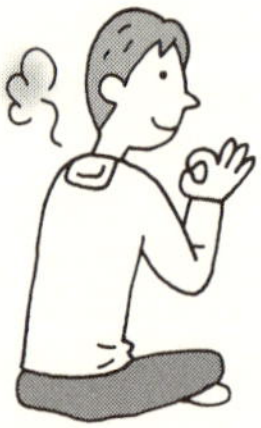

後頭部や首下への温か療法はストレス緩和にも有効！ 時間がないときは使い捨てカイロで温めるだけでもOK。

Part 2

長引く痛みをやわらげる
［痛み］にすぐ効く温か療法

しつこい肩こり、長引く腰の痛み、体のどこかが痛いと気持ちまで落ち込んできます。とにかくツライ、早く解放されたい……。あなたの笑顔まで曇らせてしまう［痛み］は、温か療法でほかほか気持ちよくやわらげましょう。

痛みは「脳」で感じている

世の中に「痛み」を知らずに生きている人はまずいません。デイサービス「がまの穂」を利用する皆さんも、どこかしらに痛みを抱えています。元気でハツラツとしていても、ひざ痛で通院しているけれど治らない、若い頃から腰痛に悩まされているなど、〝痛み歴〟や場所は違っても、痛みを早くなくしたいと思う気持ちは同じ。「温か療法」は、そうした長引く痛み、片頭痛のようにくり返し起こる原因不明の痛みの軽減に大変効果があります。

ところで、痛みはどこで感じると思いますか？　たとえば、指先に針が刺さると、誰でも「指先が痛い」と感じます。しかし、指先などの末端神経は、しびれやマヒはあっても、私たちの感覚に反して痛みが生じることはないとされています。痛みを感じているのは、実は「脳」なのです。

痛みは体の異常を脳に伝える電気信号。脳は、全身の働きを管理する司令塔で、体の各部はさまざまな神経でつながっています。指先に針が刺さると、その部分の細胞が壊れて痛みを感知する物質が生成されます。それが神経を刺激して、瞬時に「脊髄」と「視床」を通って脳に伝わり、「痛み」として感じるのです。

痛みを感じるしくみ

指先　針が刺さった部分の細胞が壊れる

↓

発痛物質 → 神経 → 脊髄 → 脳

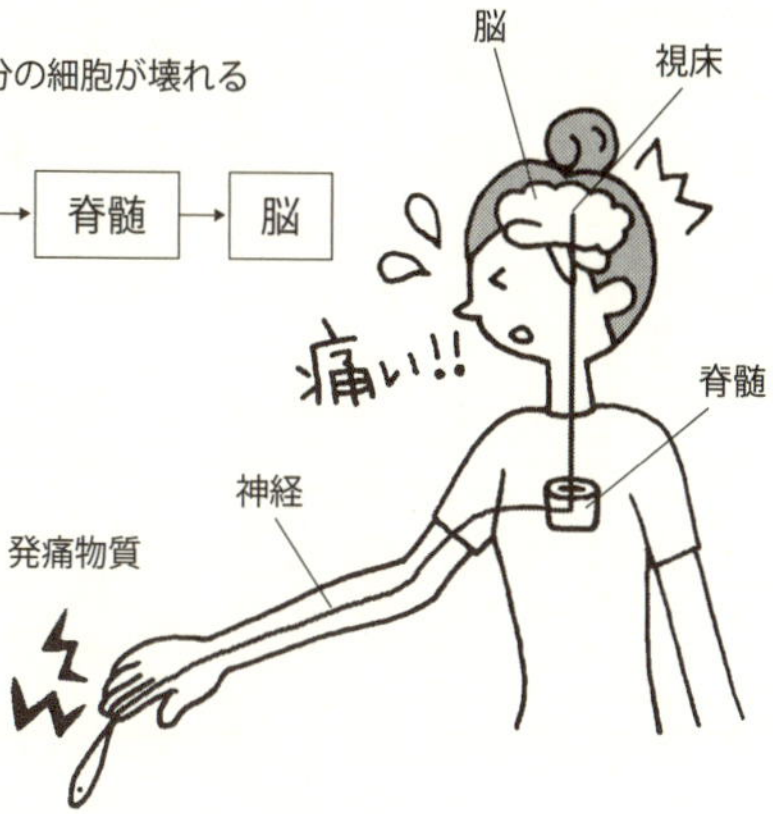

［発痛物質］細胞の損傷によって生成される、痛みを伝達する物質。乳酸などの「疲労物質」と相互作用して、痛みやこりを増悪または長期化させる。

脳は素晴らしい性能を備えていますが、ときどき「勘違い」も起こします。冷たいものを食べると頭が痛くなる「アイスクリーム頭痛」がその一例です。また痛みの感覚は不思議なもので、もとになる刺激を受けた部分から脳までの神経経路のうち、どこが刺激されても痛みは「末端からだ」と脳は判断するのです。ときに慢性痛は、痛い場所だけを手当てしていてもなかなか治りません。痛みの経路＝神経、その中でも痛みと深く関わる自律神経の働きを整えるのに、温か療法がよく効くのです。

慢性痛は〝空っぽの痛み〟

体には、痛みが強くなりすぎないようにするシステムや自然治癒力が備わっていますから、ケガや病気が治れば痛みも消えるのがふつうです。ところが、ケガや病気は治ったはずなのに痛みだけが長引く、あるいは、検査しても異常がないのに痛みが続くことがあります。こうした原因がよくわからない慢性痛の大半は、体の異常を知らせるシグナルではなく、神経の誤作動が引き起こすもの。「脳に刻まれた痛み」を神経がまき散らす、〝空っぽの痛み〟の場合が多いのです。ただし、脳や神経はいたって正常。人間が学習する能力に優れた生き物であるがゆえとでもいいましょうか。くり返し学習すると、脳の海馬の反応がよくなって記憶力が向上しますが、痛み対応システムは、くり返す痛みの刺激に過剰に反応してしまうのです。さらに慢性痛を放置すれば、痛み対応システムがますます過敏になり、体のあちらこちらに痛みを引き起こすことも……。

では、慢性痛を治すにはどうすればいいのか。神経が誤作動を起こさないようにすればよいのです。とくに自律神経は、全身の生理作用の調整役ですから、慢性痛と深く関わっています。風邪でもガンでも自律神経が関与しない病気はないといってもいいでしょう。検査しても原因がよくわからないと「自律神経失調症」と診断されることがありますが、確かに、体の異常のほとんどは自律神経の乱れが関係しているのです。

活動時や緊張・ストレスを感じているときに働く交感神経。リラックスしたり、体を休息・修復させる副交感神経。自律神経が正常に機能しているときは、それぞれがバランスよく働きます。寒いときは体温を上げ、暑いときは体温を下げて、一定の体温を維持するのも自律神経の仕事です。ところが、自律神経の働きが乱れると、ここぞというときにスイッチの切り替えがうまくできず、体温低下＝体の内部が冷えてしまいます。するとどうなるかは、パート1でも解説した通り、全身に不調が生じるのです。

自律神経の乱れは、不規則な生活、ストレス、加齢による老化、肉体的なものから心理的なものまで原因が多岐にわたるうえ、それらがいくつも重なりあって起こります。もちろん生活のリズムを整えたり、適度な運動をしたり、できることはやるべきですが、原因は何であれ、乱れた自律神経の働きを整えて安定させる、もっと簡単な方法があるのです。それは体を温めること。次項では、「温か療法」で、自律神経の安定と慢性的な痛みの軽減が両立する理由について説明しましょう。

痛みに効く気持ちいい温かさが持続する

強すぎる痛みはやわらげ、くり返す痛みには順応する。こうした痛み対応システムの1つに「ゲートコントロール説」があります。痛みの情報を末梢神経から受け取って、脳に伝える脊髄の神経伝達のしくみをゲート（門）にたとえた考え方です。痛みの感覚は、このゲートが開いていると強く、閉じていると弱くなるのです。

ゲートの開閉はさまざまな要因によって調節されますが、心の状態＝感情も大きく影響しています。喜怒哀楽というように人間にはいろいろな感情がありますが、ここでは次のように大きく2つに分けてみます。

プラスの感情……副交感神経が優位になる

嬉しい、楽しい、安心、感謝、自信、満足、やすらぎなど

マイナスの感情……交感神経が優位になる

悲しい、つらい、不安、嫌悪、恐怖、悲観、劣等感、不満など

プラスの感情のときは、脊髄のゲートが閉じて、痛みをあまり感じません。逆に、マイナスの感情のときはゲートが開かれて、痛みも強くなります。そして、心と体は、自律神経を通して相互に影響しあっています。プラスの感情は、副交感神経を通

痛みの情報を伝える経路にあるゲート（門）が……

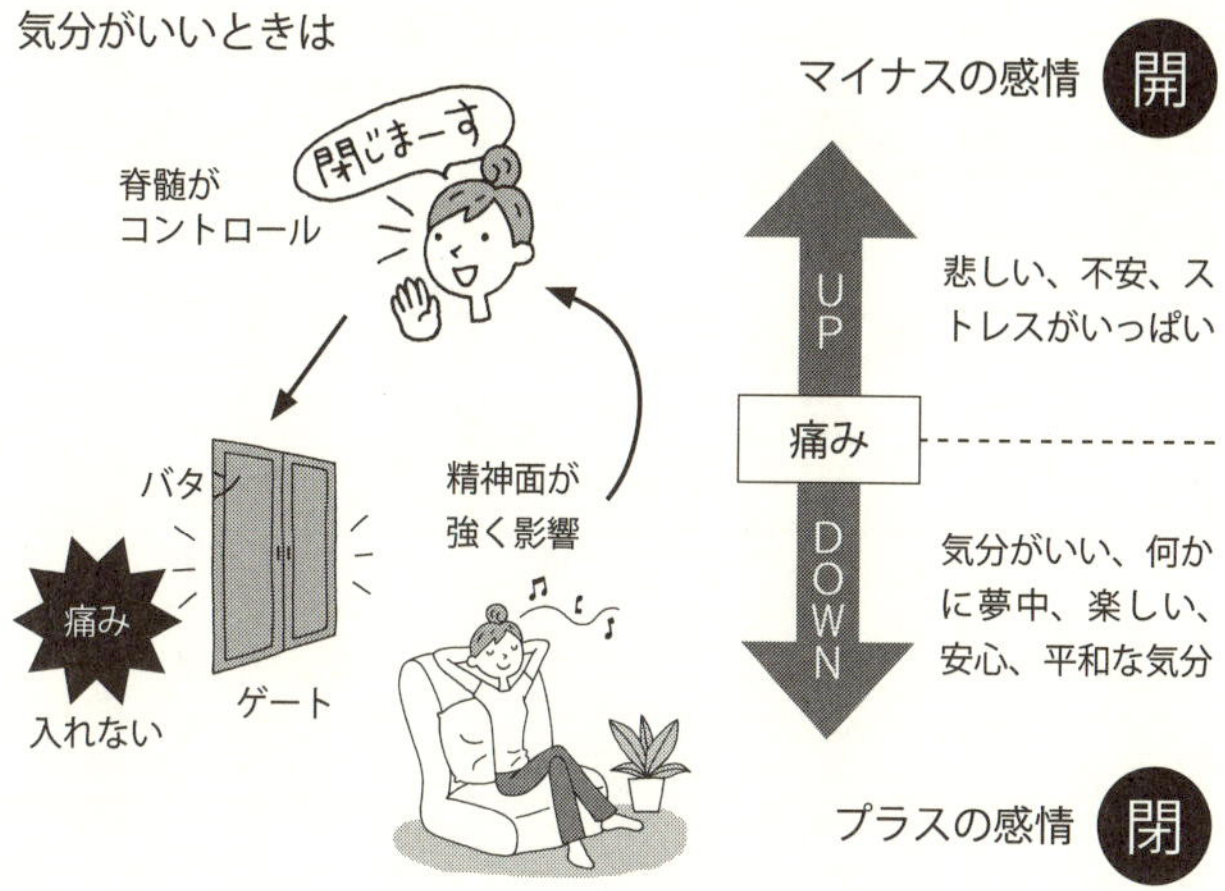

して体にリラックスをもたらし、マイナスの感情は、交感神経を刺激して体を緊張させるのです。自律神経が正常に機能しているときは、マイナスの感情がおさまると副交感神経が優位になって、体の緊張もゆるんできます。ところが、慢性痛のように常に痛みを感じていると、心の状態もマイナスの感情に偏りがちです。すると、脊髄のゲートが開いて、痛みがさらに強くなる。その一方で、交感神経がますます興奮して、切り替えがうまくできなくなった自律神経の働きが乱れ、心の中はマイナスの感情でいっぱいになりま

す。すると、ゲートが開きっぱなしで、痛みはより強く、長引いてしまうのです。

温か療法は、こうした痛みの悪循環を断ち切ります。しかも、効き目が早いのは、温か療法で使う［熱タオル］がポイント。痛みのある部位は周辺の筋肉が常に緊張して、血流も悪化します。使い捨てカイロや電子レンジを利用した蒸しタオルでも、ある程度は筋肉をゆるめて血流を改善できますが、痛みを軽減して同時に自律神経の働きを整えるには、温度と熱さの持続時間が不十分といえるでしょう。実際、私もさまざまな方法を試してみましたが、「痛みの軽減と自律神経の調整」を効率よく効果的に行えるのが、熱湯で絞る［熱タオル］だったのです。

パート2では、部位や症状によっては温めること以外のセルフケアも紹介していますが、基本になるのは［熱タオル］での部分温めです。何ヵ所も痛いという方が多いと思いますが、1度に温める場所は「1症状」にすることが大事。痛みのある部位を集中的に温めることに大きな意味があるのです。

神経は、脊髄を通して脳と情報のやり取りをしていますが、それぞれに分担があり、神経線維の太さや伝達速度も違います。痛みを伝える神経の太さと伝達速度を、ともに「1」として比較すると、

温かさ、冷たさを感じる神経……太さ約6倍、伝達速度12〜30倍

触覚や圧を感じる神経……太さ6～12倍、伝達速度30～70倍
筋肉の情報を伝える神経……太さ10～20倍、伝達速度70～120倍

太い神経ほど脊髄に伝わる刺激が強く、伝達速度が速いほどキャッチした感覚が脊髄に届くまでの時間が短くなります。さて、ここで再び関係してくるのが「ゲートコントロール説」。痛みを伝える神経よりも太く、伝達速度の速い神経を刺激すると、脳への情報を調節する脊髄のゲートは閉じてしまうのです。神経の中でも一番太くて、情報が伝わるのも速いのは筋肉への刺激。温めることで痛みを感じさせなくなる作用もアップ、自律神経の働きも整ってきます。

慢性痛とさようなら　温か療法指南

痛みを止めるには「冷やす」が原則。しかし、年齢を重ねて代謝や自然治癒力が低下し始めると、冷やしてばかりいたのでは痛みがすぐにぶり返します。「冷やす」と「温める」をうまく取り入れた痛みケアを実践していきましょう。

●急に痛みが強くなったら「冷やす」

一般的に「冷やす」処置は急性期、つまり捻挫《ねんざ》や打ち身などになった直後に行われます。患部を冷やすと血管が細くなり、炎症を抑え、痛みを感じさせる物質の量を減らすことができるため、一時的にはよいと判断されています。
ちなみに、温かい、冷たいといった感覚は、皮膚に広く分布する感覚点がキャッチします。

体温より低い温度に反応する冷覚点＝冷たいと感じる
体温より高い温度に反応する温覚点＝温かいと感じる

冷覚点の数は、温覚点の4～10倍多く、密度が高いので鋭敏に反応します。痛みを感じるしくみは、急性期でも慢性期でもさほど変わらないので、「ゲートコントロール説」（50ページ）に従うと、「温める」より「冷やす」ほうが、より早く痛みを軽減できるといえます。慢性痛でも、急に痛みが強くなったときには、冷やしてみるとよいでしょう。そして、強い痛みが治まったら、冷えたままにしないで［熱タオル］や使い捨てカイロで温めます。

●「冷やす」で温める方法も！

意外と知られていない冷やす効果を紹介します。まず冷湿布、氷を入れたポリ袋など冷たい刺激が加わるものを、痛みのある部位に当てます。最初は、通常通り、冷刺激が加わると、血管は細くなり、その部分の血流が停滞します。
ところが、しばらく続けると、冷やした部分の表面温度が下がることに、「冷やされたままではいけない、体温が下がってしまう」と体は判断するのです。実際には、体温が下がるほど冷えてはいないのですが、体は素早く反応。冷やされた部分を温めようと血流を促して、表面温度を上昇させ、冷やした部分がポカポカと温かくなってきます。
ただし、これも、温か療法と同じく1度に1ヵ所、体表面積の10分の1以下の〝部分〟で行ってこそ有効。体全体を冷やすのはよくありません。

以下の既往症がある場合、慢性痛が生じやすくなります。

腰痛、骨折、外傷（手術後の傷を含む）、捻挫、関節炎、抜歯、脳梗塞、帯状疱疹《ほうしん》、神経痛、糖尿病、感染症。

該当する方は、温か療法を続けても痛みが軽減されない場合、病院で検査することをおすすめします。また、現在通院中の方は、医師と相談のうえで行いましょう。

温める？　冷やす？　年代別痛みケア

若いうちは「温める・冷やす」どちらでもよいのですが、筋肉量が減少する40歳以降は、最初から温めるほうをおすすめします。

30代まで　急性期は冷やし、後に温める

急性の痛みは、まず冷やして、後に温める。慢性の痛みは、下のチャートを参考に、自分の症状に合った方法を見つけましょう。

自分に合った痛みケアが見つかるチャート

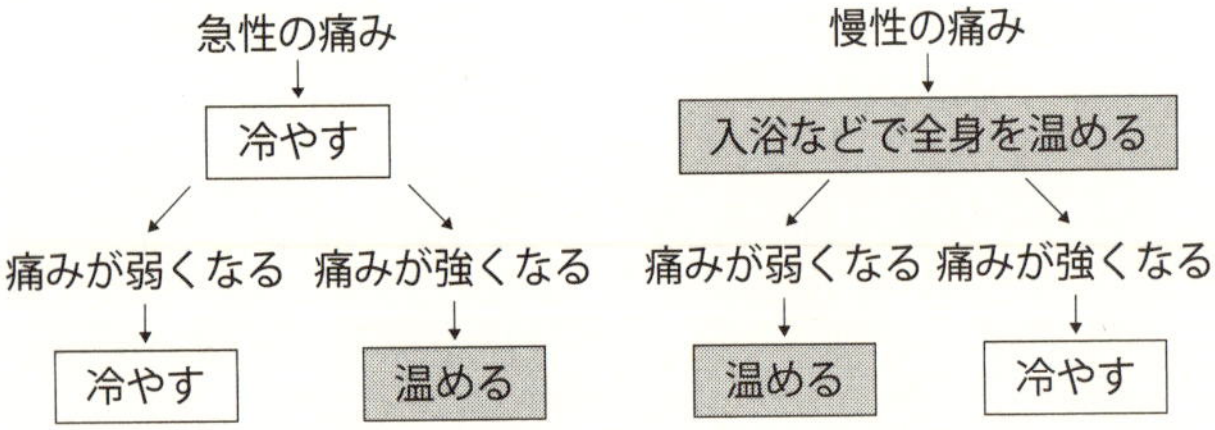

急性の痛みは、痛みのある場所を「冷やす」、慢性の痛みは全身を「温める」で、痛み緩和に効果のある方法を見極めましょう。

40〜50代 症状に合わせて「温める」と「冷やす」を取り入れる

基本的に、痛みは、温めたほうが回復が早くなります。前ページのチャートを参考に、症状に合わせて、冷やしたり、温めたりして、自分に合った方法を見つけてください。

60代以降 急性、慢性ともに「温める」

急性、慢性ともに、痛みは「温める」ことをおすすめします。冷やしたほうが痛みが早くやわらぐように感じますが、それは一時的ですぐに痛みがぶり返し、場合によっては痛みが増すこともあります。また痛み止めの薬も、全身の血液循環の低下につながるので医師の処方によるもの以外は服用を避けたほうがよいでしょう。

血行が悪くなると痛みは増す！

冷やすと血管が細くなり、炎症を抑えて痛みを感じさせる物質が減るために痛みがやわらぎます。急性の痛みには、こうした対症療法も必要ですが、慢性痛にはあまり感心できません。冷湿布、温湿布、鎮痛剤は、血管を細くする作用があり、血液循環を低下させるので慢性痛の方は常用を控えるようにしてください。

【首・肩】の痛み　すべては姿勢から

首や肩のこり、頭痛、目の疲れ……、首から上に痛みや不調を抱える人が、近年増え続けています。昔は、肩こりといえば「中年」のイメージでしたが、最近では、肩こりに悩む小学生もいるとか。これには、驚きより先に危機感を抱いたほどです。すべては姿勢から──私は、事あるごとに姿勢の大切さをくり返し説いてきました。体の土台である骨格は、約200個の骨それぞれに正しい位置があります。1つの骨が少しズレると、重心を保ったり機能を補ったりするために、他の骨にもズレが生じてくるのです。無理な姿勢は、本来使われるべきでない筋肉に負担をかけ、骨格のゆがみにつながっていきます。そして、痛みや不調の多くは、そうした不健全な姿勢や無理な姿勢を取り続けた結果です。

とくに「肩こり」は、国民病といわれ、最近は10代、20代で慢性症状に悩まされている人も少なくありません。筋肉や骨格が欧米人に比べてきゃしゃな日本人は、首や肩に負担がかかりやすいこともありますが、それに拍車をかけている原因は「生活習慣」にあることは多くの専門家が指摘しています。

パソコンやゲームに多くの時間を費やし、携帯電話のディスプレイを日に何度も見

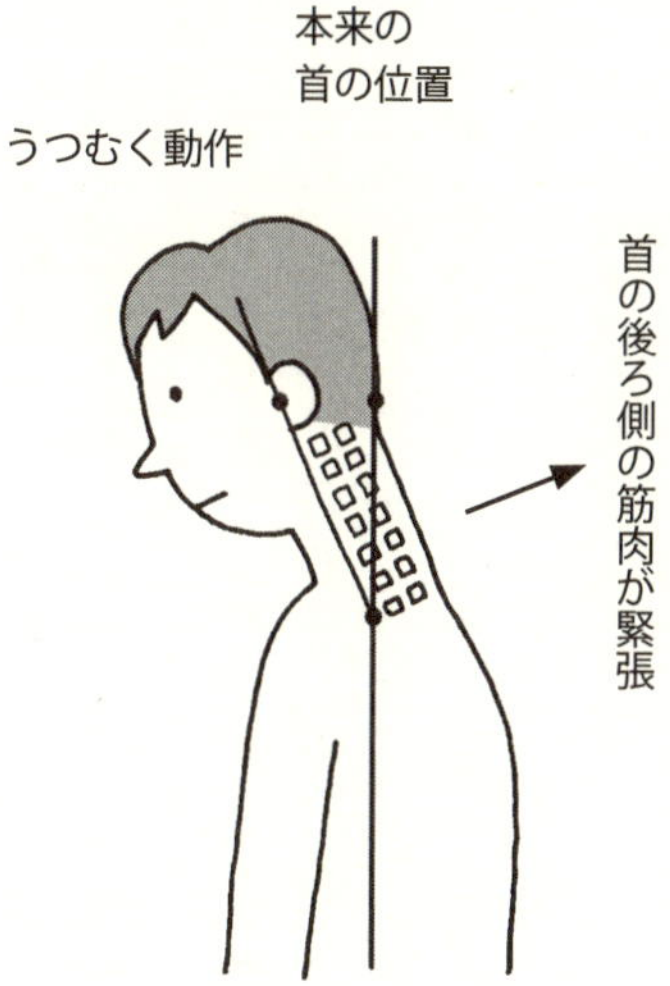

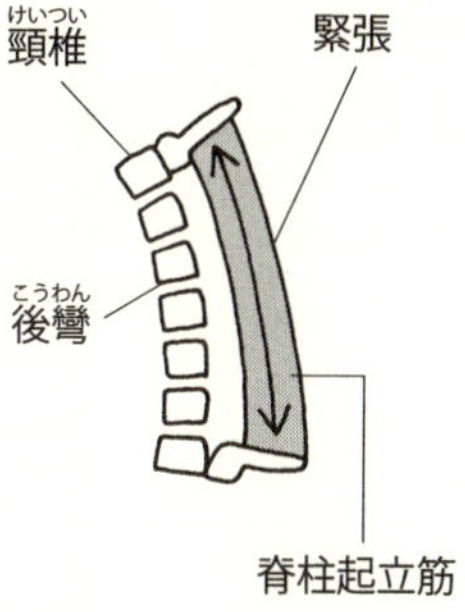

背骨を支える脊柱起立筋が緊張して、首、肩周辺だけでなく全身の血行が悪化します。

る。こうした生活では、うつむく動作が格段に多くなります。仕事がデスクワーク中心の人やゲーム好きの人なら、うつむく姿勢を長時間とり続けることもあるでしょう。しかし、これは、理想とする姿勢から見ると大敵といえるもの。頭の位置がどんどん前方に移動して、そのうちにうつむいた状態が「ふつう」になってしまいます。

頭の重さは体重の8〜13％、平均的な体格の成人では約6キロです。また、片腕は体重の5〜6％くらい、両腕でやはり6キロ前後になります。首は、重い頭を支え、肩は、頭と首をのせ、両側に腕をぶら下げています。うつむく姿勢では、首と肩への負担は倍増。首が本来の位置よりも前にあると、首の後ろ側が常に緊張状態になり、酸素が十分に供給されなくなります。すると、エネルギーに変わるはずのブドウ糖も乳酸などの老廃物としてたまってしまい、首や肩にこりや痛みを感じるようになるのです。

さらに、首のこりは、副交感神経の働きを鈍らせ、交感神経が優位になりすぎた結果、さまざまな不調が出現する可能性が高くなるので要注意。長期にわたると筋肉がガチガチに硬くなり、首を通る神経や血管を圧迫して、頭痛、めまい、自律神経失調症など新たな痛みや不調を引き起こします。

おどかすわけではないのですが、甘く見ると本当にコワイのが首や肩のこり、痛み。慢性化を防ぐには、温か療法で痛みやこりをやわらげるとともに、生活習慣の改善も不可欠です。とくに、うつむく姿勢を長時間続けない、うつむく動作のあとは意識的に首を伸ばす、など姿勢に気をつけましょう。

首や肩のこりを防ぐには……

慢性的な首、肩のこりは、他の不調や病気に発展する可能性大。毎日の生活の中で予防・改善を心がけましょう。

●姿勢に気をつける

首や肩に負担がかかりにくいのは、右のイラストのような姿勢。パソコン操作やゲームに夢中になっていると、うつむいたままになりがちです。気がついたときでもよいので、頭をスッと起こすようにしましょう。

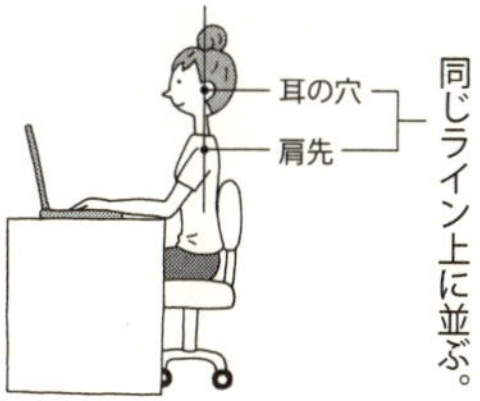

●首、肩まわりを冷やさない

筋肉が冷えるとこりや痛みが悪化します。冷房の効いた室内ですごすときは、上着をはおるか首にタオルを巻くなど冷え対策を。

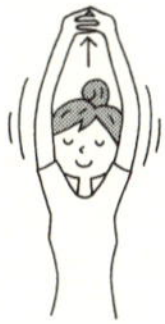
グーッと伸ばす。

●長時間同じ姿勢を続けない

同じ姿勢を取り続けたときは、１時間に１回くらい、大きく伸びをして、首、肩、背中の筋肉の緊張をやわらげるようにします。

●筋肉をほぐす、鍛える

ストレッチを習慣にしましょう。首や肩だけでなく、肩甲骨のまわりまでしっかりほぐすのがポイント。肩甲骨まわりの筋肉を鍛える方法として、壁に手をついて、体を傾けては戻す「腕立て伏せ」がおすすめです。

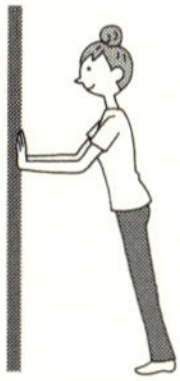
壁に手をつき、立った状態で腕を曲げ伸ばしする。

［首、肩こり］の温か療法

［温めポイント］は、首と肩の２ヵ所です。首がこっているときは、必ずといっていいほど肩もこっています。首こりでも、肩こりでも、この２ヵ所を温めるようにしてください。［熱タオル］の大きさは、ご自分の体格に合わせて、とくにこりが気になるところに［熱タオル］が当たるように調節しましょう。

●仰向けで行ったほうが、［熱タオル］の温かさが長持ちし、［温めポイント］に密着させやすいので効果的です

●肩に当てる［熱タオル］は、２本重ねにするとより温かさを保てます

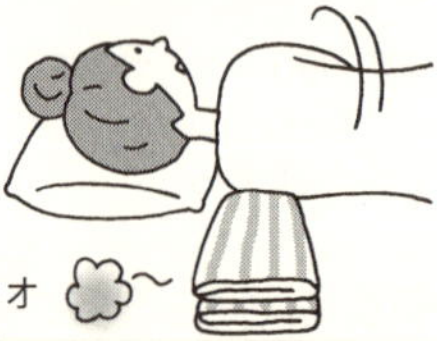

肩の［温めポイント］に当たるように［熱タオル］を２本重ねて置き、その上に仰向けに寝る。

●［温かポイント］にしっかり密着するように、［熱タオル］の包み方を工夫してみましょう

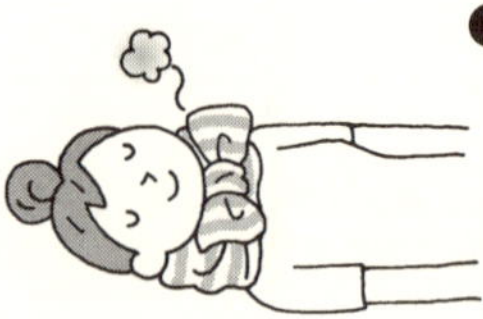

細長く包んで、首にクルッと巻きつけても。密着度が増し、ズレにくいので、座って行うときにもこの方法がおすすめです。

温めポイント ［首］と［肩］

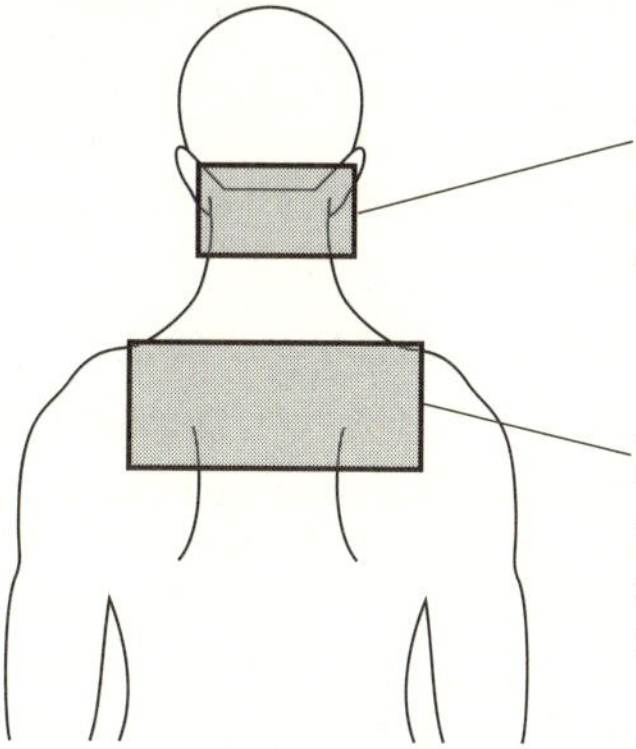
首
首のつけ根を中心に、左右は耳の裏側辺りまで［熱タオル］が当たるように大きさを調節する。
肩
背骨を中心に、左右の肩甲骨の半分から⅓くらいを覆うように［熱タオル］を当てる。

首がこっていると、肩もこっています

首こり、肩こり、いずれの場合も、上の２ヵ所を［熱タオル］で温めましょう。

温める　上の２ヵ所に［熱タオル］を当てます。

↓

タオルが冷めたら終了

肩を温めるタオルは、１本で小さければ２本使って、肩の背中側全体を覆えるような大きさに調節してください。

［首・肩］こんな症状が気になったら

こりや痛みが慢性化すると、体が順応して以前より軽くなったような気がすることがあります。でも、それは〝気のせい〟で、さらに首や肩のこりが高じると、手足のしびれや頭痛など他の部位にも症状があらわれてきます。

●頭痛、吐き気、疲れ目、めまい、耳鳴り、不眠など →バレリュー症候群

首のこりや痛みなどが原因で、頸部交感神経が暴走した結果、数々の自律神経障害を伴う不定愁訴があらわれる状態をいいます。首を通る神経や周りの筋肉の異常な過緊張によって、血管や交感神経が圧迫されることで起こると考えられています。

腕や手にも異常が

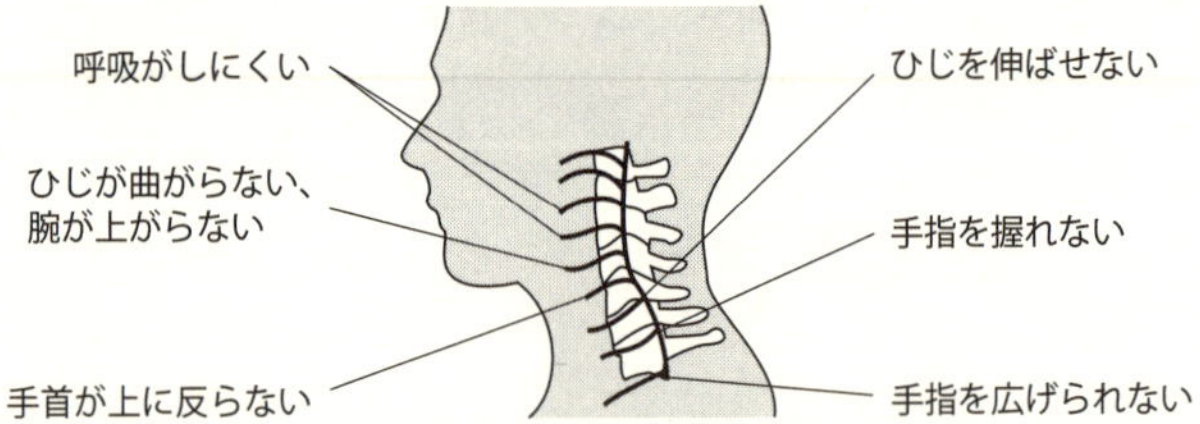

●手足のしびれ・痛み、首の痛み　→頸椎椎間板ヘルニア

首の骨と骨の間には「椎間板」という衝撃を吸収するクッションの役割をする軟骨があります。頸椎椎間板ヘルニアは、この椎間板の中にある髄核が飛び出してしまう症状です。

頸部を走る神経が圧迫されて、首や肩に痛みやしびれ、脱力感が生じ、腕にも同じような症状があらわれます。次第に、物がつかみにくい、物をよく落とす、脚がつる、歩きにくいなど腕や脚の症状にまで進行することも。実は私自身も、20代の頃から頸椎椎間板ヘルニアに悩まされています。私の場合は、空手の稽古によるものですが、激しい運動をしていない方も、運動不足や加齢による筋力の衰えによって発症しやすくなります。

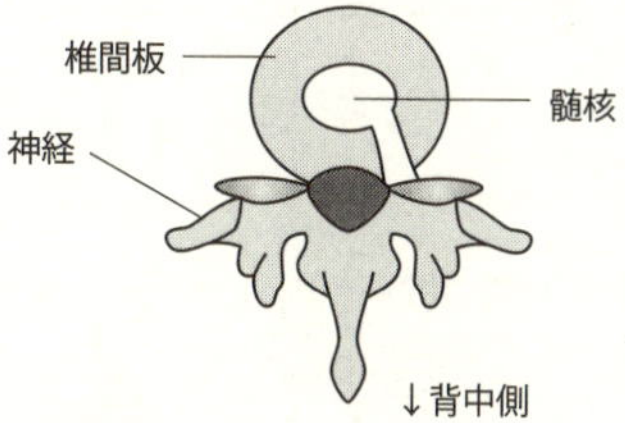

脱出した髄核が神経を圧迫して、
痛みやしびれを引き起こす！

●手足のしびれ、運動や感覚の障害に加えて、頻尿、失禁、便秘などを伴う　→頸髄症

頸椎椎間板ヘルニアの症状が進むと下肢や膀胱《ぼうこう》、直腸まで障害がおよぶ「頸髄症」へと発展することがあります。手や腕だけでなく、首を触ると脚にビリビリとしびれが走るなど、脚にまでしびれや痛みを感じるようになります。さらに進行すると、全身の感覚や動きの異常、頻尿、失禁、便秘、便意を感じないなど膀胱や直腸にも障害が発生。自然に治ることはなく、専門的な治療が不可欠です。

[四十肩]痛みがやわらいだら適度な運動を

四十肩の正式名称は「肩関節周囲炎」といいます。その人がかかった年齢で五十肩、六十肩などとも呼ばれるように、老化現象の1つとされていますが、若い人でも、骨格のゆがみが引き金になって起きることが。ちなみに私は、30代半ばでなりました。運動不足も原因の1つとしてあげられ、三島由紀夫氏は「木刀を振っていれば四十肩にはならない」と豪語したそうですが、「三十肩」の私は、この言葉に疑問を感じたのを覚えています。当時の私は、運動不足どころか肩を使いすぎているくらいだったのです。何事もほどほどが肝心ということでしょうか。

それぞれの関節には、筋肉と骨がくっつくところがあります。これを「腱《けん》」と呼び、関節を動かすときに重要な役割をしています。よく知られているのが「アキレス腱」。急に走る、ジャンプするなどで足関節に力を入れて伸ばす際に、アキレス腱に曲がる力が加わると、バシッと音がして切れることがあります。腱は、伸縮性があまりないので、無理な力が加わると損傷しやすいのが弱点。しかも、筋肉ほど血管が通っていないので、傷つくと治りにくいとされています。

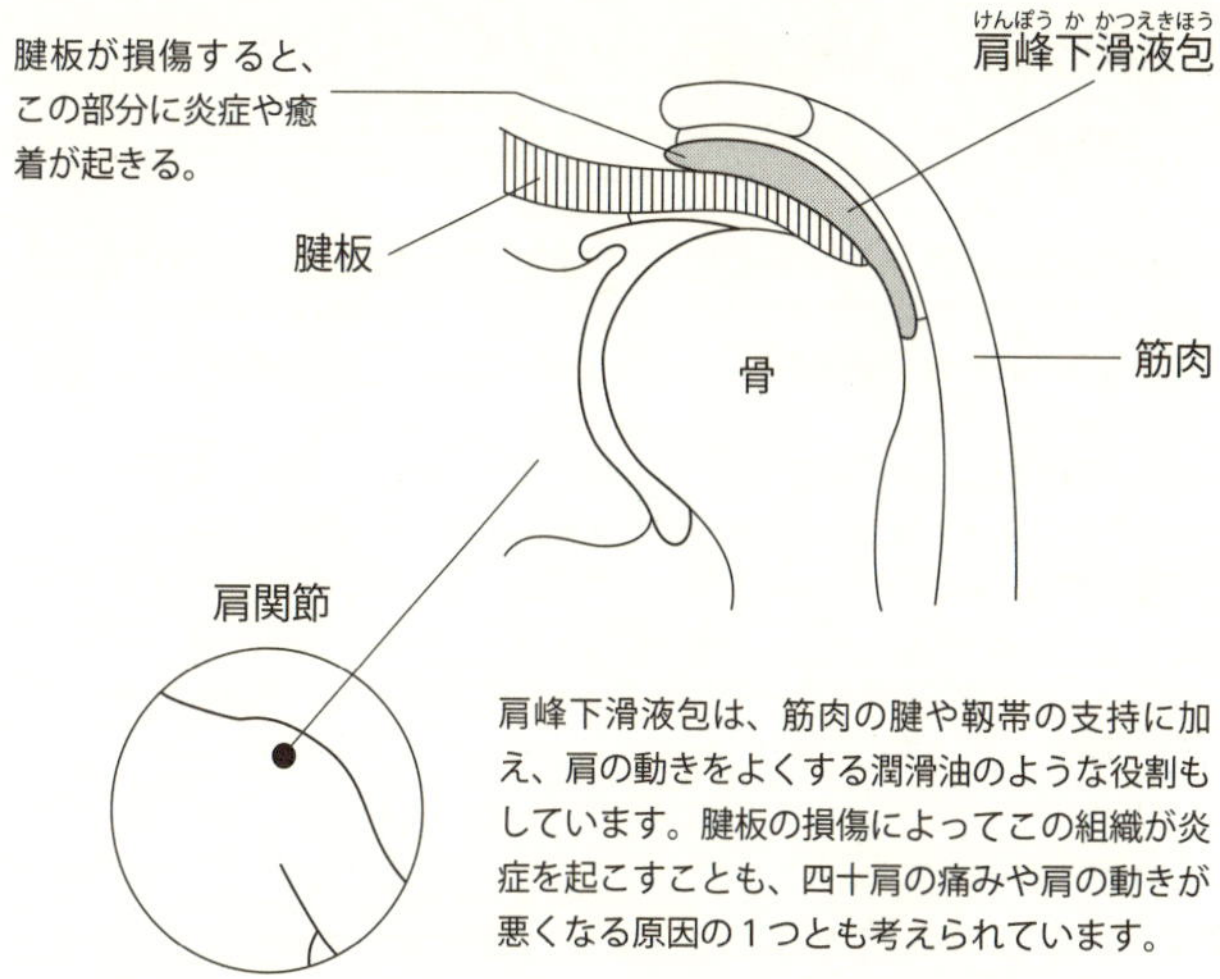

肩峰下滑液包は、筋肉の腱や靱帯の支持に加え、肩の動きをよくする潤滑油のような役割もしています。腱板の損傷によってこの組織が炎症を起こすことも、四十肩の痛みや肩の動きが悪くなる原因の１つとも考えられています。

四十肩の直接的な原因は、その腱の1つ、肩関節の腱板の損傷で、突然激しく痛み出すのが特徴。夜間に痛みが増すのも、初期の典型的な症状です。炎症が治まると、激しい痛みはなくなりますが、腕が腰に回らない、肩より上に腕を上げられないといった症状が数ヵ月、人によっては1～2年も続くことがあります。痛みのある側の肩は、動きが制限されてさらに筋肉が硬くなり、肩関節の可動域が狭くなってしまいがちです。温か療法で痛みがやわらいだら、少しずつ運動を取り入れ、筋肉を調整していきましょう。

［四十肩］の温か療法

四十肩がやっかいなのは、痛みが治まっても、肩の関節が固まって動かなくなることです。これは、骨のつなぎ目を包む関節包という組織が、炎症によって硬くなるのが原因。痛みがやわらいできたら、少しずつでも肩を動かすように心がけましょう。

また、四十肩は、腱板が傷つくことで起こるとされていますが、腱板そのものが断裂した場合も症状が似ているので注意が必要です。腱板断裂は、肩まわりの筋肉や腱、靭帯の老化だけでなく、野球やゴルフなどの肩をよく使うスポーツをする人にも起こります。自然に回復することはなく、放置すると腱板にカルシウムが沈着して肩関節が固まる「石灰沈着性腱板炎」が慢性化することがあります。

［四十肩の筋肉図鑑］

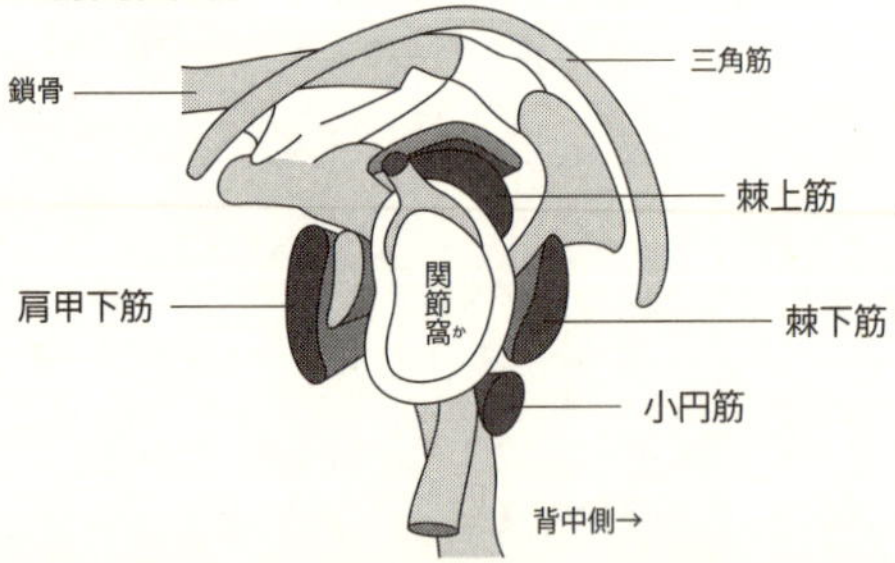

棘上筋、棘下筋、肩甲下筋、小円筋は、肩関節の「安定装置」の役割に加え、肩や腕の動きを司る大切な筋肉です。いずれも体の深部にあるインナーマッスルで、一般的な筋力トレーニングで鍛えるのは難しいのですが、肩の温めとストレッチが有効策といえるでしょう。

温めポイント **[鎖骨〜肩甲骨]**

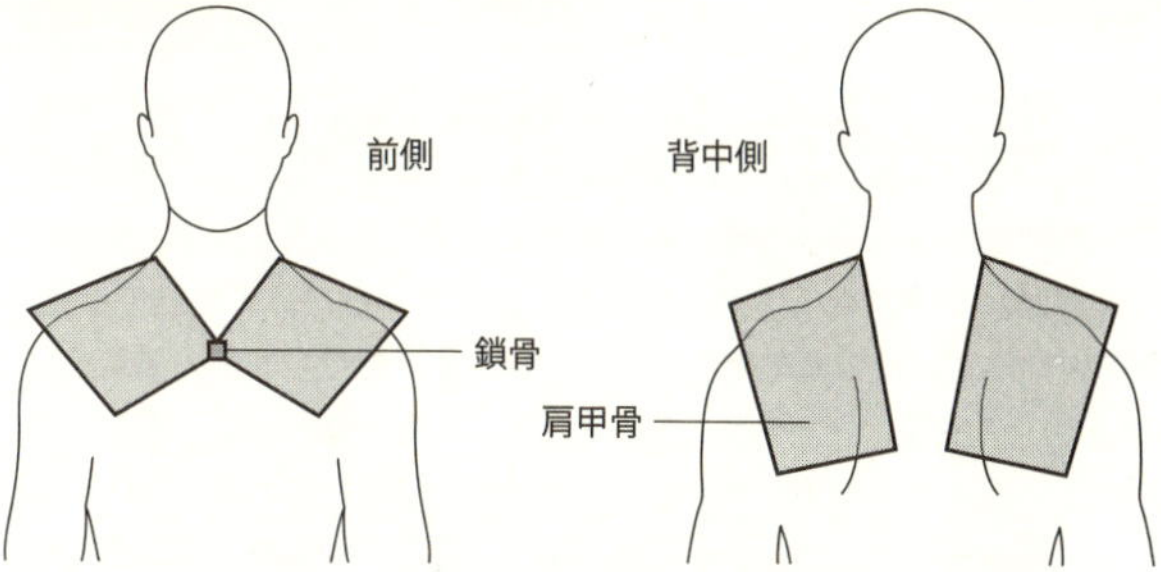

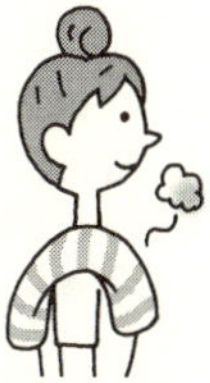

痛みのあるのは片側でも、肩全体の血流をよくするため[熱タオル]は2本用意して、左右の肩を温めます。
[熱タオル]を、鎖骨から肩甲骨をすっぽり覆える大きさに調節し、右のイラストのように肩にかけます。冷めたら[熱タオル]を交換して、最低でも2回は行ってください。

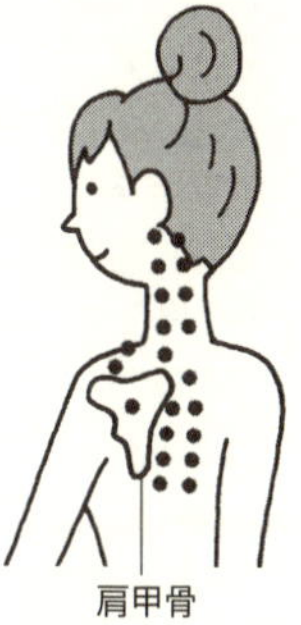

さらに痛みがやわらぐ **+[圧迫法]**

首筋や肩甲骨のまわり(とくに背骨側)を圧迫すると、より筋肉の緊張がほぐれて、痛みを軽減することができます。自分で手が届かない場所は、家族などに協力してもらうとよいでしょう。

左のイラストを参考に、押して気持ちがいいところ、ズンと響くような感覚がある場所を必ず上から下へと押していくのがコツ。なお、肩甲骨まわりは痛みのある側だけでも構いませんが、首筋と背骨の脇は、両側とも押すようにします。

温かコラム

[肩と筋肉]

首や肩のこりや痛みは、無理な姿勢がこれ以上続くと体の働きにもっと深刻な障害がでる、という警告と思ってよいでしょう。骨格にしろ、筋肉にしろ、体の構造は本当にうまくできています。とくに肩関節の複雑かつ繊細な構造は、芸術的といえるくらい。骨、筋肉、腱、靭帯といったいくつもの組織がからみ合ってできています。機能や構造は股関節と似ていますが、自由度が高いのは、なんといっても肩関節です。乱暴な表現ですが、腕は、その肩関節からぶら下がっているだけ。肩の関節窩というボウル状の小さな器に、上腕骨の丸い頭の部分をポイッと入れたような、不安定な作りをしています。だからこそ、腕が上下前後に回ったり、上体に対応して動かしたりできるのですが、よく使うだけに故障や老朽化しやすい部位でもあるのです。

また、こうした肩と腕の関係を安定させる〝装置〟がきちんとあるのも、肩関節が芸術的といえる所以《ゆえん》です。棘上筋、棘下筋、小円筋、肩甲下筋、この４つの筋肉は、ローテーターカフと呼ばれ、肩関節を支え、腕や肩の動きをスムーズにする大切な働きをしています。ローテーターは「旋回」、カフは「袖」、腕を袖で覆うように、回旋装置である肩関節をぐるりと取り巻いて支える、という意味です。そして、肩関節をガードするローテーターカフも、肩甲骨の内転筋、肩関節を覆う三角筋、肩こりと関係深い僧帽筋などの筋肉によって守られ、助けられています。

こりや痛みは、これら首や肩の筋肉の衰えが主な原因です。とくに四十肩では、痛みのせいで運動はおろか日常の動作も苦痛に感じますが、なるべく体を動かして、筋肉の緊張や関節の硬直を防ぐことが肝要です。次に、座ったままでもできる、肩まわりの筋肉強化の方法を紹介しておきます。温か療法や入浴のあと、さらに筋肉をほぐすために、１回でもよいのでぜひ試してください。

タオル１本で肩まわりの筋肉を鍛える！

動きの大きさや力の入れ加減、くり返す回数も、自分ができる範囲で行いましょう。

●肩関節まわりを鍛える

①片手でタオルの端を持ち、反対側の足で、タオルをしっかりと踏む。
②ひじを伸ばしたまま手を斜め上に引き上げ、タオルがピンと張るところで引っ張り続けながら８数える。
タオルを持ち替えて、反対側でも同様に行う。

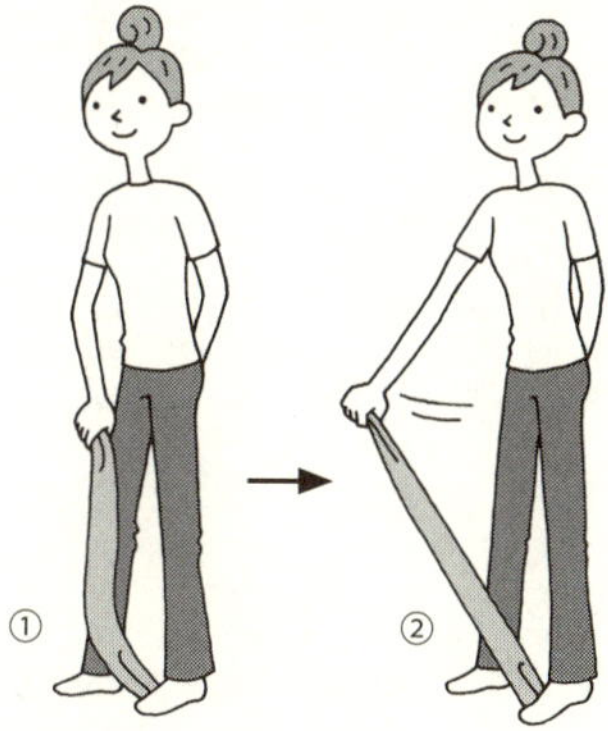

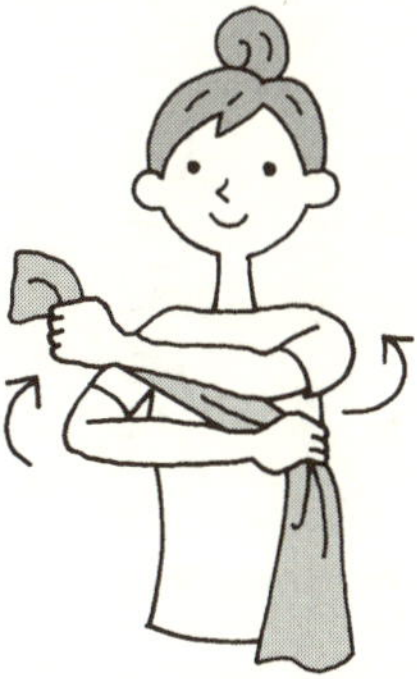

●肩甲骨まわりをほぐす

左手が上にくるようにしてタオルの端を持ち、右手は、タオルの長さの半分くらいの位置をつかみ、両ひじを曲げて、腕を平行に構える。

左手は右肩、右手は左脇を目指して、ひじを寄せて８数える。次に、ひじを後方にできるだけ引いて、両手でタオルを引っ張りながら８数える。左右の手を入れ替えて、同様に行う。

［首の痛み］寝違えや首の動きが悪いときに

首の骨の中には、心臓から脳へ向かう頸動脈という血管が通っています。この重要なルートを確保するため、関節の可動性がよく、首の動きは柔軟です。しかし、ほかにもたくさんの血管や神経が集中しているために、本来、首の関節や筋肉が固まってしまうと、それらの血管や神経が圧迫されやすくなります。そうなると、首が痛くなるのはもちろん、首とは遠く離れた場所にトラブルが発生することも。たとえば、代謝や自律神経の働きに関与するホルモンが分泌される甲状腺は、首の前側、のどぼとけの下にあります。脳と末梢神経をつなぐ中枢神経も、首を通る神経の1つ。これらが支障をきたすと、それこそ全身規模で障害が多発するでしょう。

では、首の痛みはどうして起きるのでしょうか。むち打ち症のように首に過度な力が加わった場合、いわば「首の捻挫」である寝違え、原因不明の痛みでも、基本的な原因は同じ。首が正しい位置にないことにあります。首のこりを例にあげると、うつむく姿勢によって首の位置が前方に移動し、血管や神経を圧迫されているのが最たる原因で、圧迫を受けた部位によっては、手足のしびれを伴うことがあります。ですか

痛みのキーワード［首の可動域］

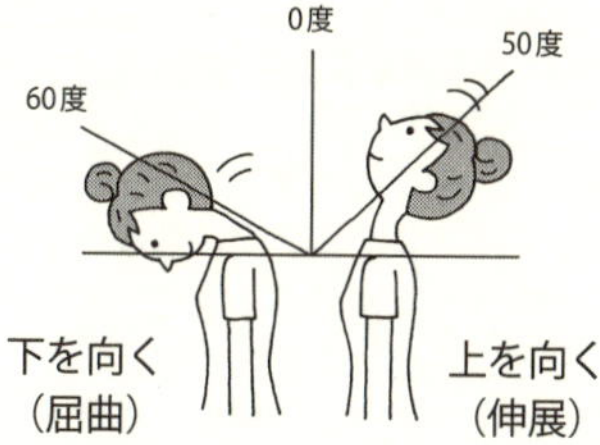

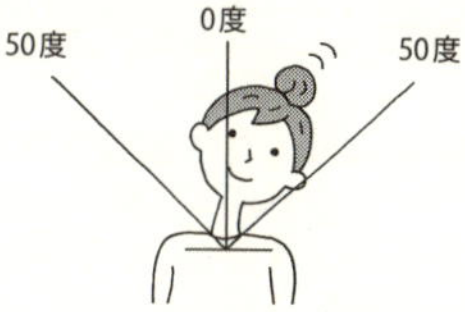

左右に傾ける（側屈）

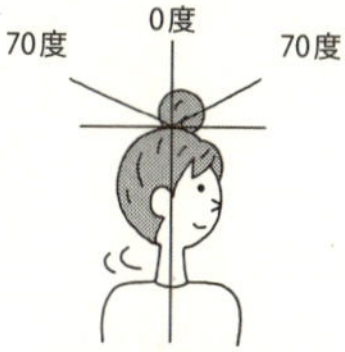

回す（回旋）

加齢とともに、上を向く動作がしづらくなります。傾ける、回すは、左右が均等であることが理想。やりづらかったり、筋肉に違和感がある側を集中してストレッチしたり、温めたりして、血行をよくしましょう。

ら、首のつけ根部分を後ろへ反らせるなどして、首を正しい位置に戻して関節の動きをよくすると首のこりも手足のしびれもウソのようになくなります。

また、首を支える肩や背中などの筋肉も、首の痛みや動きに関わってきます。副交感神経が優位になる睡眠中は、筋肉もリラックスしているので、多少寝相が悪くても、そうそう寝違えは起こさないものなのですが、よく寝違えるようなら要注意。自律神経が乱れて、寝ている間も筋肉が緊張していて寝違えを起こしやすくなるのです。

［首の痛み］の温か療法

接骨院などで首の調整をするとき、必ず腰の状態をチェックします。もし腰の動きが悪ければ、腰の調整も必須というほど、首と腰の関係は大変密接です。首に痛みがあるときや動きが悪いときは、腰も硬くなっているので、柔らかくほぐすと首も楽になります。むち打ち症や寝違えで首が痛くなるのは、首や肩がこるのと同じで筋肉の緊張からくるものなので、温か療法がよく効きます。まず、首と肩を温めてみて、効果を感じないようだったら腰も温めてみるとよいでしょう。

●姿勢にも気をつけよう！

首に慢性痛がある人、くり返し首の痛みに悩まされる人は、本人はそれと気づかなくてもうつむく姿勢がクセになっているはずです。まず下のイラストをご覧ください。首を回すときに、ほとんどの人は、上のラインを中心に動かします。しかし、うつむく姿勢がクセになっていると、後頭部は上のライン、あごは下のラインで動かすため、猫背になります。すると、唯一関節を持たない肩甲骨は、筋肉の緊張ではりついて動かなくなり、上背部から肩にかけてのこりや首の痛みが慢性化。そして、頭痛へと移行していくのです。

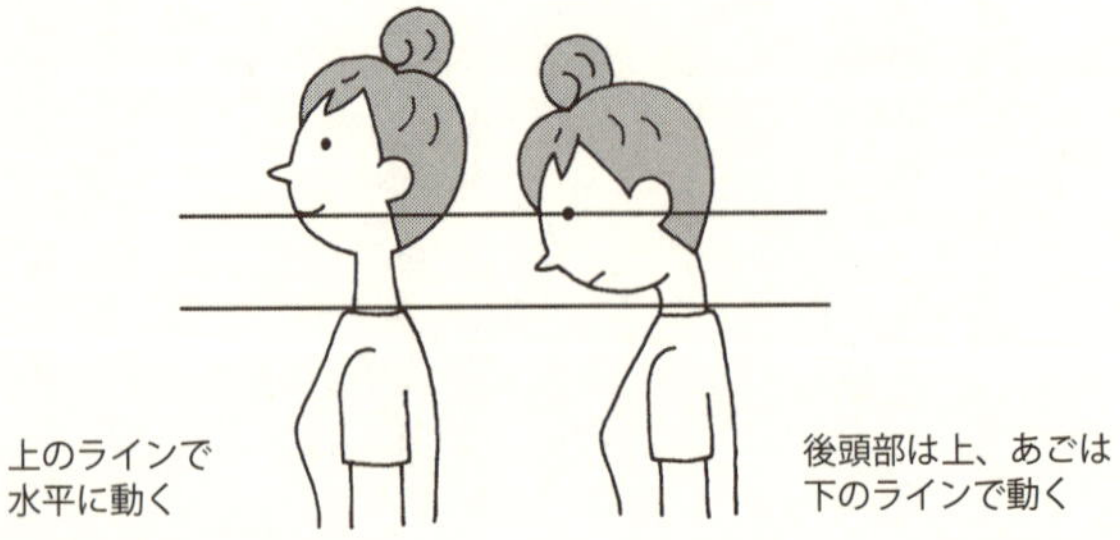
上のラインで
水平に動く
後頭部は上、あごは
下のラインで動く

温めポイント ［首］と［腰］

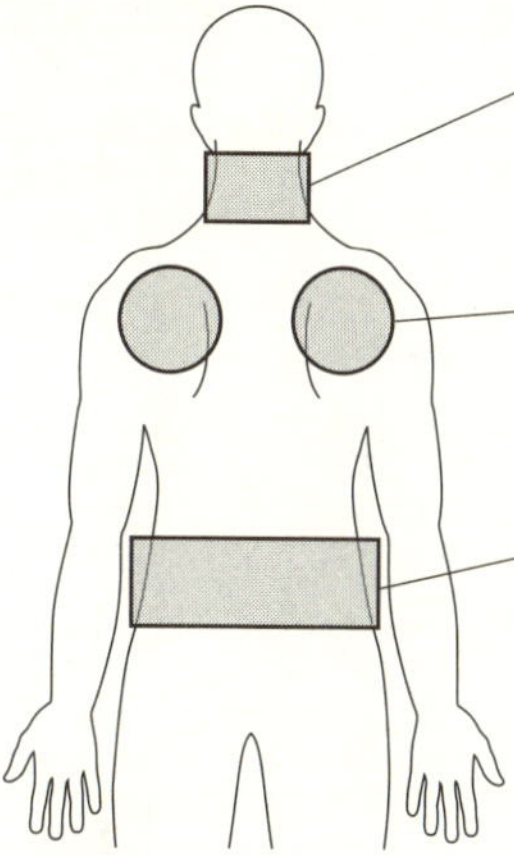

首

痛みのある部分を中心に首筋全体に［熱タオル］を当てます。

肩甲骨はオプション。首を温めてあまり効果がないと感じたら、左右の肩甲骨を温めましょう。

腰

肋骨の下から骨盤上部まで、なるべく広い範囲をカバーすると効果的。［熱タオル］を２本重ねて使うのもよいでしょう。

さらに痛みがやわらぐ ＋［圧迫法］

天柱は、大小の後頭神経の通り道で「万能ツボ」と呼ばれますが、とくに首の痛みに有効。頭を抱えるように天柱に親指の腹を当て、軽く後ろに反らせると、頭の重みが加わってほどよい強さで刺激できます。首や腰の圧迫は、指や拳、テニスやゴルフのボールなどいろいろ試して、自分が楽でほどよく刺激できる方法を選ぶとよいでしょう。

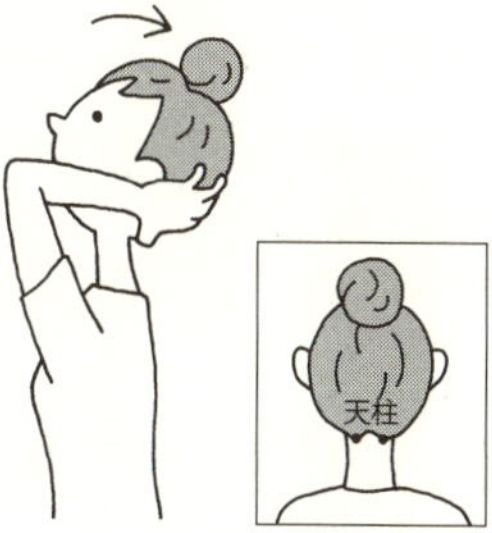

［天柱］後頭部と首の境界にある太い2本の筋肉の外側。

［頭の痛み］
頭が重い、痛い。くり返し起きる頭痛

日本では、頭痛に悩んでいる人が3000万人もいるそうです。しかし、原因や症状はまちまちで、原因が特定できない場合も多いものです。まず頭痛を原因で分けると、次のような3つのタイプになります。

①日常的な生体反応としての頭痛
二日酔いのとき、冷たい物を食べたときなど頭が痛くなることがあります。これは誰にでも起こる生体反応としての頭痛です。

②脳や全身の病気が原因の頭痛（症候性頭痛）
脳の病気やその他なんらかの病気が原因となって起こる頭痛です。なかには命にかかわるものもあり、早急に検査が必要です。

③病気に起因しない頭痛（慢性頭痛）
緊張性頭痛、片頭痛、群発頭痛など、いわゆる「頭痛もち」の頭痛です。病気に伴う症状ではありませんが、慢性化しやすく、痛みの程度や頻度などに違いがあるので、症状に合った対処が必要です。

①は、時間がたてば治まる頭痛。②は、たいていの場合、頭痛以外の症状が伴うのですが、もともと慢性頭痛があると「いつもの頭痛」だと見過ごしがちなので注意が必要です。脳腫瘍、くも膜下出血や脳梗塞などの脳血管障害には、必ず頭の痛みが伴います。副鼻腔炎や髄膜炎、側頭動脈炎など、頭とは離れた部分の病気で起こる頭痛も考えられます。しつこい頭痛が続くようであれば、できるだけ早く検査を受けるようにしましょう。

本書で取り上げるのは③病気に起因しない頭痛。頭痛人口の99%がこれにあたり、症状別に次の3つに分けられます。

[緊張性頭痛] 頭をギューッと締めつけられるような痛み。首や肩のこりを伴う。
[片頭痛] ズキズキと痛む。頭の片側だけ痛む場合が多い。
[群発頭痛] 持続する激しい痛みが周期的にくり返す。

慢性頭痛人口の7割を占めるのが「緊張性頭痛」、次いで3割近くが「片頭痛」、少数派ですが、激しい痛みがくり返し起こる「群発頭痛」です。いずれも脳に異常はないとはいえ、頭痛があると不安になるもの。心理的なものが引き金となって痛みが増し、長期にわたって頭痛に悩まされることが少なくありません。

[慢性頭痛] は症状に合わせて対処しよう

緊張性頭痛　こり固まった筋肉が神経を圧迫して起こる頭痛

・頭をギューッと締めつけられるような痛み。
・圧迫感のある重い痛みがだらだらと続く。
・後頭部を中心に頭の両側に痛みが広がる。
・首や肩のこり、目の痛みを伴う。

●原因

ふだんの姿勢の悪さ・骨格のゆがみ・歯の噛み合わせの不具合・首や肩のこり・目の疲れ・ストレスや精神的な緊張。

直接の原因は、以上のような要因から筋肉が緊張し、神経を圧迫することから痛みが起きます。首の後ろ側の筋肉を貫くように走る大後頭神経が、こりによって肥大した筋肉に圧迫されて、その働きが過敏になった結果、痛みを引き起こします。痛みは、後頭部から頭の両側に広がり、肩こりや腰痛を伴うことも少なくありません。

また、このタイプの頭痛では、鎮痛薬では筋肉の緊張が解消されないため、効果が期待できません。痛みを軽減するにも、再発予防にも、姿勢や骨格のゆがみなど原因を改善して、筋肉のこりをほぐすことが大切です。

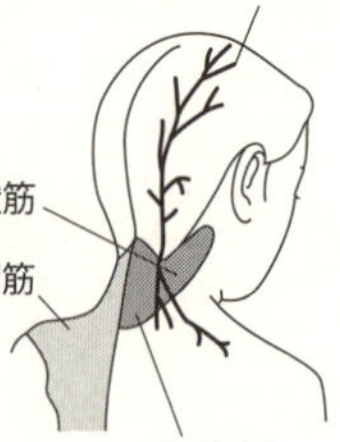

頸部の筋肉が緊張して、大後頭神経が圧迫されることが直接的な原因となるため「頸性頭痛」とも呼ばれます。とくに、頭半棘筋のこりを緩めることが改善の最大のポイント。

●痛いときは……

後頭部、肩、腰などこっている部分を温める・マッサージや圧迫、ストレッチでこりをほぐす。

温か療法がよく効きます！

片頭痛　血管が拡張して、神経が引っ張られることで起きる頭痛

・脈拍に合わせてズキン、ズキンと痛む。体を動かすと痛みが増す。
・頭の片側が痛む場合が多い。吐き気を伴うこともある。
・暗い場所でチカチカ光るものが見える、視野が欠ける、生あくび、肩こり、首筋のはりといった症状が先に出ることがある。
・遺伝性がある。

●原因

なぜ血管が拡張するのかは不明ですが、自律神経やセロトニンという神経伝達物質の影響で、血管の収縮・拡張のリズムが乱れて頭痛が起きると考えられます。個人差がありますが、誘引となるのは以下のようなことです。

睡眠不足・生活リズムの乱れ・女性ホルモンの影響・緊張状態から解放されたとき・アルコールや特定の食品を摂取したとき

●痛いときは……

暗い静かな場所で休む・痛む部分やこめかみを圧迫する、冷やす

[圧迫法]（81ページ）がおすすめ。温か療法は血管の拡張を促すので適していません。

群発頭痛　我慢できない激しい痛みが特徴

・目の奥がえぐられるような強烈な痛みがある。
・決まった側が痛む、とくに目の奥が痛む。
・痛みの持続時間は平均45分ほど。同じ時間帯に起きる。
・２週間から数ヵ月の期間、年数回くり返すことが多い。
・直前に目のかすみ、首のはりなどの前触れがある。
・目の充血、涙目、鼻水などの自律神経症状を伴う。
・圧倒的に20～50代男性に多い。

諸説ありますが、確かな原因はわかっていません。こめかみの血管拡張が特有。飲酒やニトログリセリンなどの血管拡張薬で誘発される場合があり、逆に血管収縮薬が痛みに効くことから、発作中には血管拡張が生じていると考えられます。

［頭痛］の温か療法

首のこりが原因になっている［緊張性頭痛］は、痛みのあるときに、温か療法を行うとより効果的です。肩にもこりが広がっているので、首と肩の２つの部位を温めるようにします。

血管の拡張からくる［片頭痛］と［群発頭痛］では、痛みがあるときの温か療法は控えてください。［片頭痛］は、痛みがあるときには、こめかみの周囲を冷やすか、圧迫すると効果的です。また、首や肩のこりが気になる人は、痛みが治まってから首、肩、腰などに温か療法を実施するとよいでしょう。

［群発頭痛］でも、発作時は血管の拡張が見られますので、温か療法はおすすめできません。このタイプは、群発期以外はまったく自覚症状がないのが特徴です。頭痛のない期間に、自律神経の働きを整える温か療法（42 ～ 43ページ）をぜひ行ってください。

［緊張性頭痛］の人　いつ行ってもOK

こりがひどい部位、痛みが強い部位には、［熱タオル］を２本重ねて当てるか、２～３回くり返し行います。

［片頭痛］の人　痛みがあるときは［圧迫法］を行う

痛みがないときは、次ページと自律神経調整の温か療法（42 ～ 43ページ）を組み合わせて行いましょう。

［群発頭痛］の人　頭痛がない期間に行う

とくに自律神経調整の温か療法（42 ～ 43ページ）がおすすめです。

温めポイント [首] と [肩]

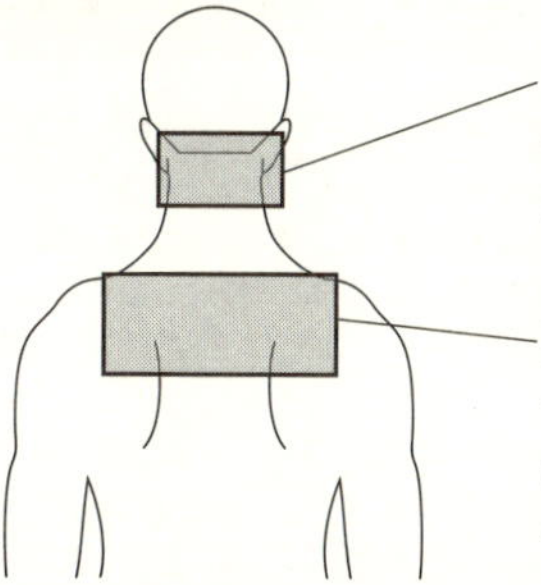

痛みが強い部位は［熱タオル］を２本重ねて当てる。
肩よりも腰の痛みが強い場合は、３～４時間くらい時間をあけて、［腰痛］の温か療法（86～87ページ）を行います。

さらに痛みがやわらぐ ＋［圧迫法］

●片頭痛の［圧迫ポイント］

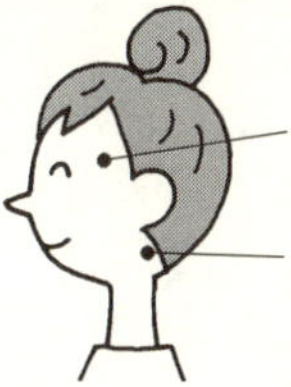
こめかみ（左右）
小後頭神経
首の骨の両側、筋肉の盛り上がりから1cm外側。

指、ゴルフボールなどで上の２ポイントを圧迫。日本手拭いやタオルで、ハチマキのようにこめかみの周囲を縛って圧迫するのも効果的です。

●緊張性頭痛の［圧迫ポイント］

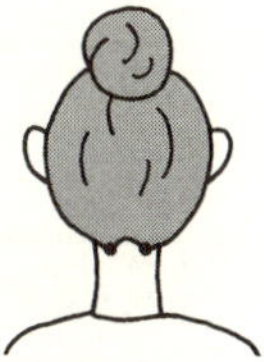
大後頭神経
後頭部と首の境界にある太い２本の筋肉の外側。

真上に押し上げるように刺激するのがコツ。

［あごの痛み］の温か療法

最近急増しているという顎関節症《がくかんせつしょう》を含めてあごの痛みを訴える人は、女性に多い傾向があります。その原因は、歯ぎしりや片側ばかりでの咀嚼《そしゃく》といったさまざまな生活習慣からくるもの、ストレスなど精神的なものに起因する場合など多岐にわたります。しかし、あごの痛みの多くは、やはり姿勢の悪さからくるといっていいでしょう。肩や首の異常な緊張は、あごを支える筋肉にも過剰な負担をかけてしまうのです。
痛みの軽減方法は、できるだけあごの筋肉への負担を軽くすること。それには、まず首を支える筋肉をやわらげることです。ただし、痛みが治まっても、そもそもの原因になる姿勢や生活習慣を改めない限りは、同じことのくり返しになるので、日頃からの心がけも大切です。

温めポイント ［首］と［下あご］

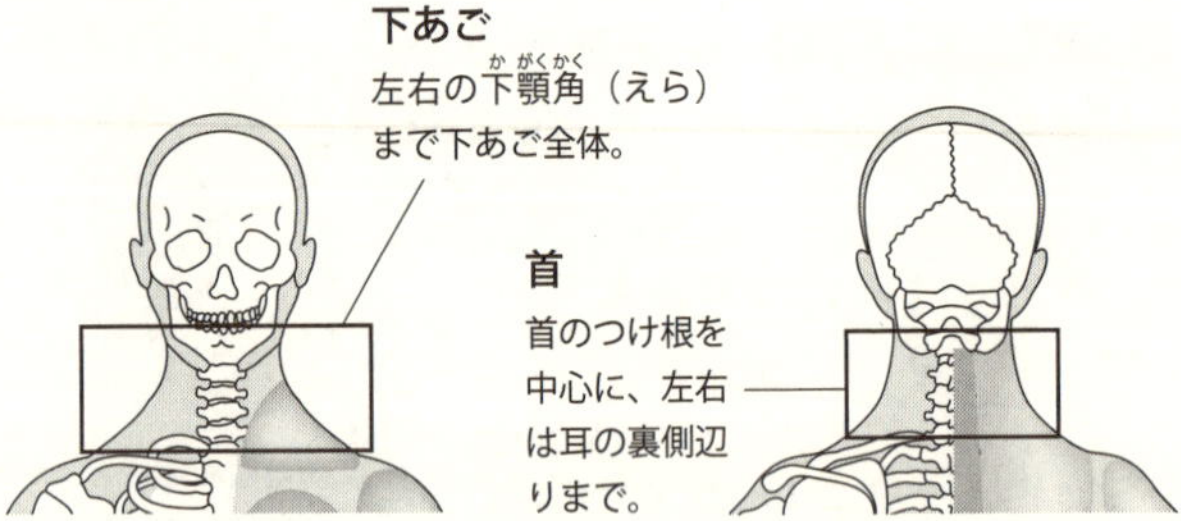
下あご
左右の下顎角《かがくかく》（えら）まで下あご全体。
首
首のつけ根を中心に、左右は耳の裏側辺りまで。

肩もこっている場合は、［熱タオル］を大きめに作って首～肩に当てる、もしくは、少し時間をあけて肩を温めます。

温かコラム

[健康と枕]

実は、首や肩のこり、片頭痛の原因の１つでもあるのが枕。体に合わない枕は、首筋の筋肉を緊張させてこりが生じたり、寝違えをよくしたり、睡眠不足が続けば自律神経の働きも乱れてきます。

では、高い枕と低い枕では、どちらが健康によいと思いますか？私は、枕は高いものを好みます。子どもの頃は枕なしでいいくらいだったのですが、体を鍛え始めて、自然と高い枕を好むようになった気がします。おそらく背中の筋肉が厚くなり、少し高さのある枕でないとあごが上がってしまうのが理由だと思います。低めの枕で横向きに寝ると、完全に頭が落ちて、首が曲がってしまうのです。

睡眠中の姿勢を考えたとき、一般的には枕は低いほうがよいとされています。少なくとも仰向けで寝ているときは、枕がない状態で違和感がないくらいが正常。あごが上がってしまったり、背中に違和感があったりするのは、ふだんから首を本来の位置より前に固定する「うつむく姿勢」が習慣になっているからです。くり返しになりますが、この姿勢のクセが、血液、リンパ液の流れを阻害し、神経の働きを妨げる原因。日中は首をきちんと起こし、睡眠中は、体に合う枕でよい姿勢を維持していきましょう。

好き好きがあると思いますが、枕の高さは、ベッド（敷き布団）面に対して、頭から首が15度前後になるのが理想。また、高さがちょうどよくても、頭が沈みこむ柔らかい材質のものは、首や肩に負担がかかってしまいます。健康チェックのつもりで、ふだんの姿勢と枕をぜひ見なおしてください。

睡眠中もよい姿勢を維持できる枕とは……

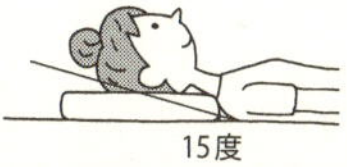

仰向けのときは、ベッド面と首の角度が15度前後。

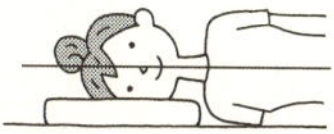

横向きのときは、体の中心線がベッド面と平行。

［腰痛］
姿勢改善と筋肉強化も課題

腰痛は肩こりと1位、2位を争う「国民病」です。ふつうに暮らしていても、なにかと負担のかかる部位だけに、痛み出すと生活に不自由する腰痛。腰には、いったいどのくらいの負担がかかっているのでしょうか。個人差も大きく、何を基準にするかは諸説ありますが、ここでは「負荷」という視点で考えてみます。体重が60キロだとすると、ただ立っているだけで25〜30キロの力が腰に加わっていることになります。そこに掃除機をかけるときのような前かがみの動作や、物を運ぶときの負荷、床や地面からの抵抗を考慮すると、腰への負担はさらにアップ。また、土のようなクッション性のよい場所とコンクリートのような硬い場所とでは、腰への負担にも大きな違いが出てきます。日常のちょっとした動作でも、腰にかかる負荷はグンと跳ね上がり、腰が痛み、苦しむことになるわけです。

しかし、どんな状況でも腰への負担を軽くし、痛みの軽減と腰痛予防に効くことがあります。それは、一に姿勢、二に筋肉。まず、姿勢の維持に欠かせない背骨には正しい形があります。背骨の彎曲《わんきょく》は、衝撃を分散して一点に負荷が集中しないように作

腰に最も負担がかかるのは「前かがみの姿勢」

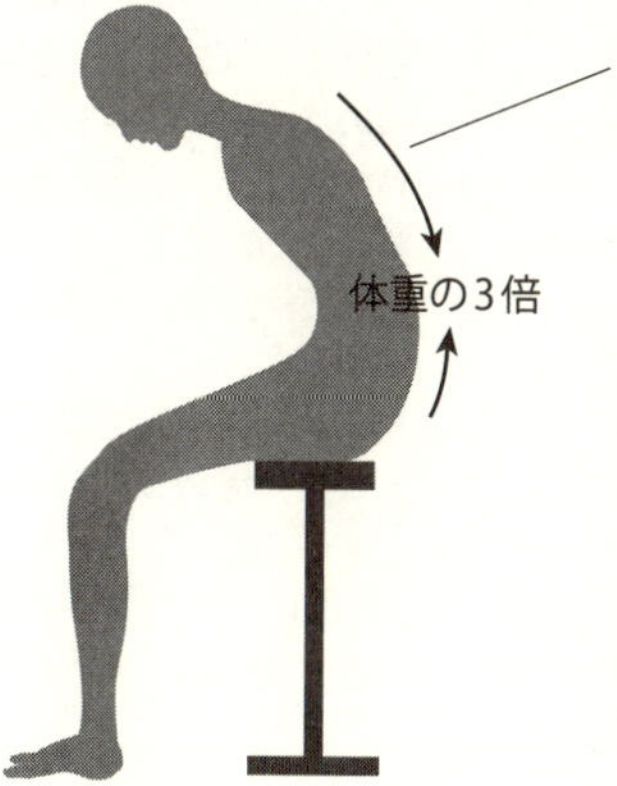
腹筋など背筋群と拮抗《きっこう》する筋肉が弱いと、腰への負荷が増大。

頭が前方へと移動する前かがみの姿勢では、腰に体重のおよそ3倍の負荷がかかります。この力は、上半身がこれ以上前に倒れないようにブレーキをかける背筋群が生み出すもの。このことからも、腰痛と姿勢、そして筋肉の深い関係性が見えてきます。

られているのです。衝撃に対する強度は、背骨が直線だった場合のなんと15倍。しかし、昨今では、筋力の低下や生活習慣の影響で、背骨がゆがんで、背骨から出ている神経を圧迫しやすい人が増えているのです。また、これも生活習慣の影響で、現代人は総じて筋力が低下しています。とくに背筋や腹筋群が弱くなると、腰への負担が増加するのは明らかです。背骨という単なる「棒」で体を支えている状態では、腰痛は当然の結果なのです。

［腰痛］の温か療法

冷やすと血管が細くなって一時的に痛みが軽くなりますが、腰の痛みに冷湿布は禁物です。東洋医学では、腰の冷えは腎気＝腎臓の働きを低下させて、全身の冷えを招くといわれます。すると、筋肉はさらに硬く、血行も悪化して、腰痛の軽減どころかかえって痛みが増すことも。腎臓はとりわけ冷えに弱い臓器ですから、腰はふだんから冷やさないように心がけましょう。

また、腰が痛いときは、お腹の筋肉も硬くなっているものです。温か療法では、腰だけでなくお腹も［熱タオル］で温めることをおすすめします。腰は全体を覆うように［熱タオル］を当てますが、お腹は、へそを中心に片側だけでOK。腰の右側の痛みが強ければお腹の右側、腰の左側ならお腹も左側というように、腰の痛みが強い側を温めます。

夏こそ腰の冷えにご用心！

薄着で冷房の効いた場所にいると、腰はもちろん全身が冷え冷え。夏でも、腰の冷えや痛みが気になるときは、衣服の下に使い捨てカイロをつけるなどして腰を温めましょう！

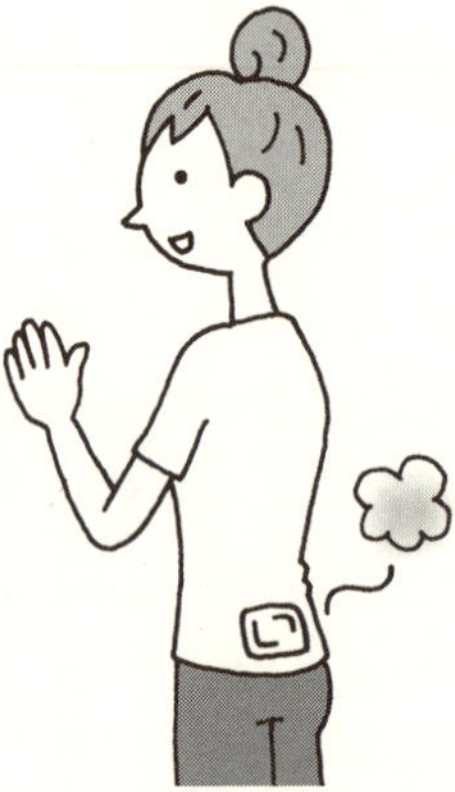

使い捨てカイロを使うときは
低温やけどに注意！

温めポイント ［腰］と［お腹］

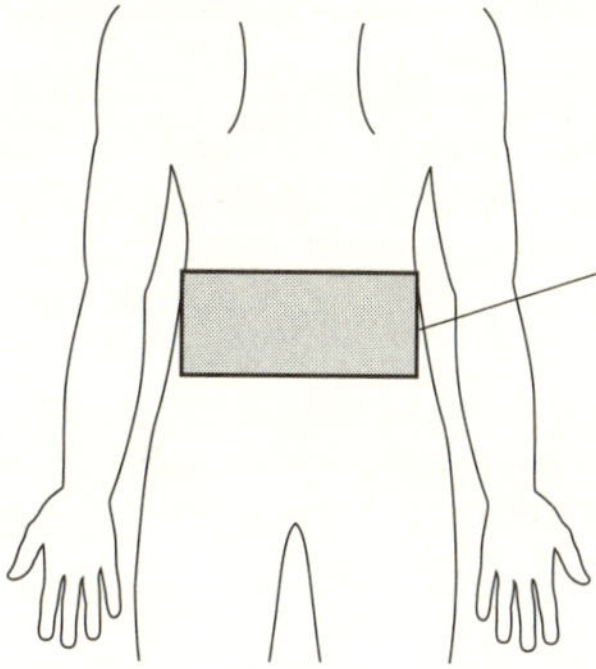

片側だけとくに痛みが強い場合も腰全体を温めます。

腰

縦は、肋骨の下から骨盤の⅓から½くらいまで、横は脇腹に少しかかるくらい。できるだけ広い範囲に当たるように［熱タオル］の大きさを調節する。

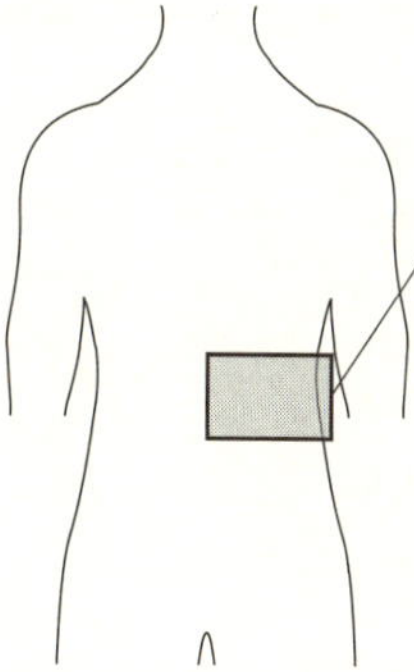

お腹

腰の痛みが強い側に［熱タオル］を当てる。へその位置を中心に、上は肋骨の一番下の骨の高さ、下は骨盤の⅓から½ほど、横は脇腹に少しかかるくらいの大きさに［熱タオル］を作る。

腰全体が痛いときは、お腹も全体に［熱タオル］を当てます。

腰を支える筋肉を「たった１つの動き」で鍛える

腰を支える筋肉の多くは、体の深部にあって、一般的な筋力トレーニングで強化しにくいインナーマッスルです。拙書『腰痛は「たった１つの動き」で治る！』（講談社）では、骨盤の中心にある仙骨の操作で、腰と姿勢の安定に欠かせない筋肉を鍛える方法を紹介しました。仙骨の操作は、専門家でも難しいといわれますが、私が考案した「尻枕」を使う方法は、誰でも効果的に実践できるものです。

その効果は、腰痛はもとより首や肩のこり、さまざまな慢性痛の原因になる姿勢の改善、筋肉強化によって体温アップや肥満の解消にもつながります。本書でも「たった１つの動き」のダイジェスト版を紹介しておきますので、温か療法とともに痛みの解消や健康な体づくりに役立ててください。

仙骨は背骨と連動する

筋肉の衰えや腰の反らせすぎなどで仙骨がゆがむと、腰痛を筆頭に骨格のアンバランスからくるトラブルにつながっていきます。

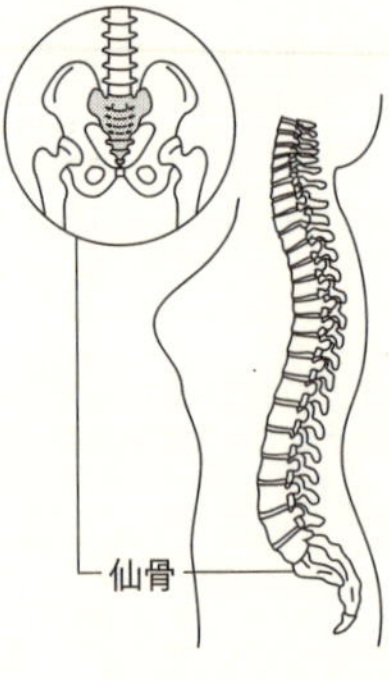

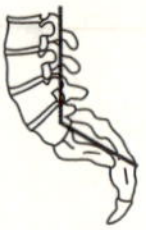

前傾しすぎると背骨がゆがむ

加齢や運動不足で筋肉が衰えると、仙骨が前傾しすぎることにより背骨もゆがんできます。

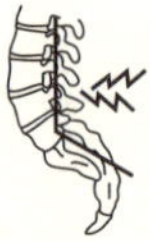

腰を反らせすぎると腰痛になる

腰を反らせすぎると、背骨と仙骨の角度がきつくなり、１点に力が加わるため腰に痛みが出ます。

仙骨を正しい状態にする［たった1つの動き］

仰向けの姿勢でリラックスしながらお尻を動かすだけ。そんな簡単な動作で、腹横筋を筆頭に体幹部のインナーマッスルのすべてを一度に鍛えられます。

●座布団を2つ折りにして「尻枕」を作る

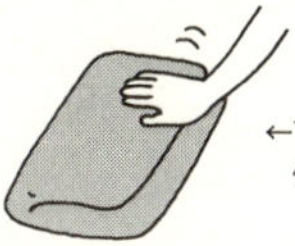

←下を長めにして傾斜をつける。

●お尻を枕にのせて仰向けに寝る

手は、後頭部で組んでも、体の横に広げても、楽な姿勢でOK。尻枕に骨盤をのせて、両ひざを立てる。

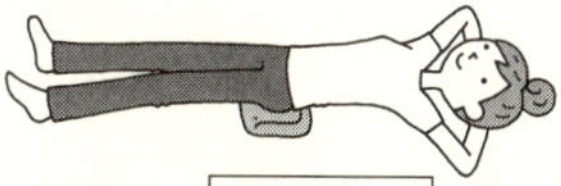

尻枕に骨盤がのるようにする。

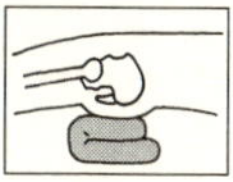

この姿勢からスタート！

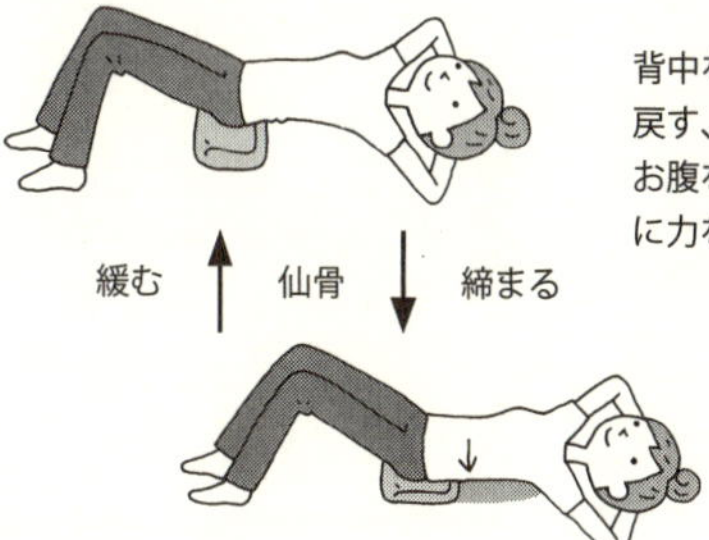

背中を床に押しつけ、力を抜いて戻す、という動作をくり返す。お腹を凹ませるのではなく、背中に力をいれるのがポイント。

背中を床に押しつける。

30回を1セットとして、3～5セット行う。

［手・腕の痛み］

首、肩に起因する神経圧迫がトラブルの原因に

手や腕の痛みやしびれの原因として、次の3つが考えられます。

①神経の圧迫……刺すような痛み、ビリビリしびれる

脊髄から出ている末梢神経が圧迫されていると考えられます。首の骨の変形に起因することも多く、脊髄が圧迫されている場合は、手や腕だけでなく脚にもしびれが起こり、重度の場合は、マヒを起こすこともあります。

②筋肉のこり、関節の異常……シクシク痛い、ジワジワしびれる

首や肩周辺の筋肉のこり、関節の疲労や異常からくる場合は、シクシクとした重だるい痛み、じわーっとしたしびれが特徴。

③その他の原因

内臓は、それぞれ固有の骨格筋と深い関係があり、肺や心臓などの内臓の病気が、肩や腕に痛みやしびれを引き起こすこともあります。

温か療法が有効なのは①と②。痛みのある部位だけでなく、首や肩、背中なども温めて筋肉の緊張をほぐすとさらに効果的です。

[手・腕] の筋肉図鑑

日常的によく使うだけに、筋肉や関節の疲労がトラブルにつながりやすい部位です。痛み、しびれは、首や肩のこりからきている場合も多く、最近では、長時間のパソコン操作などでうつむく姿勢が習慣になる〝IT猫背〟が急増。姿勢の悪化で、首、肩のこり、手や腕の痛み、腰痛の〝トリプルパンチ〟をくらわないように気をつけましょう。

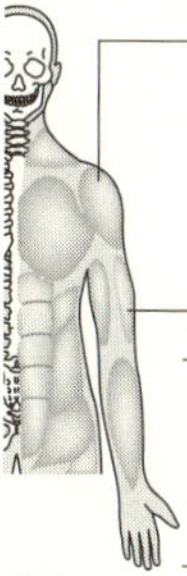

●三角筋《さんかくきん》

肩関節を覆うようについている筋肉。肩の持ち上げ、腕を動かすときに働く。

●上腕二頭筋《じょうわんにとうきん》

「力こぶ」の筋肉。主な働きはひじ関節の屈曲、外転。

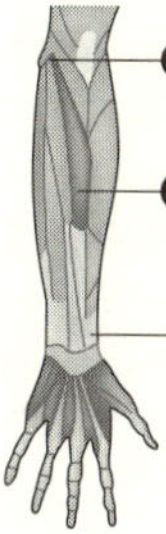

●腕橈骨筋《わんとうこつきん》

●橈側手根屈筋《とうそくしゅこんくっきん》

●伸筋支帯《しんきんしたい》

ここがこわばるのが腱鞘炎《けんしょうえん》。

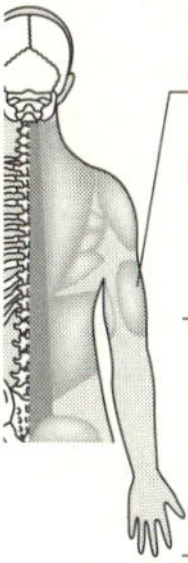

●上腕三頭筋《じょうわんさんとうきん》

主な役割は腕の伸展で「伸筋」と呼ばれる筋肉。

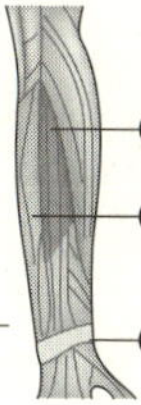

●総指伸筋《そうししんきん》

●尺側手根伸筋《しゃくそくしゅこんしんきん》

●伸筋支帯《しんきんしたい》

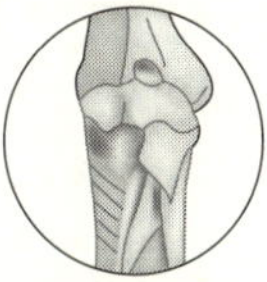

腕や指の細かい動きは、ひじや指の関節、腱、筋肉、神経の緻密な連携プレイのなせる技。

［手や腕のしびれ］の温か療法

手や腕のしびれは、首や肩甲骨周辺の筋肉のこりからきていることが多くあります。とくに、二の腕、手の指は首筋のこり、ひじの内側は肩甲骨まわりの筋肉のこりによって神経が圧迫されて、しびれが出るといわれています。
いずれも血行不良が関わっているので、温めることが改善につながります。気軽にできる「指先押し」や「ひじ湯」もよく効くので試してみてください。内臓など他の病気からきているしびれでなければ、しびれが治まるはずです。

簡単だからいつでもできる［指先押し］

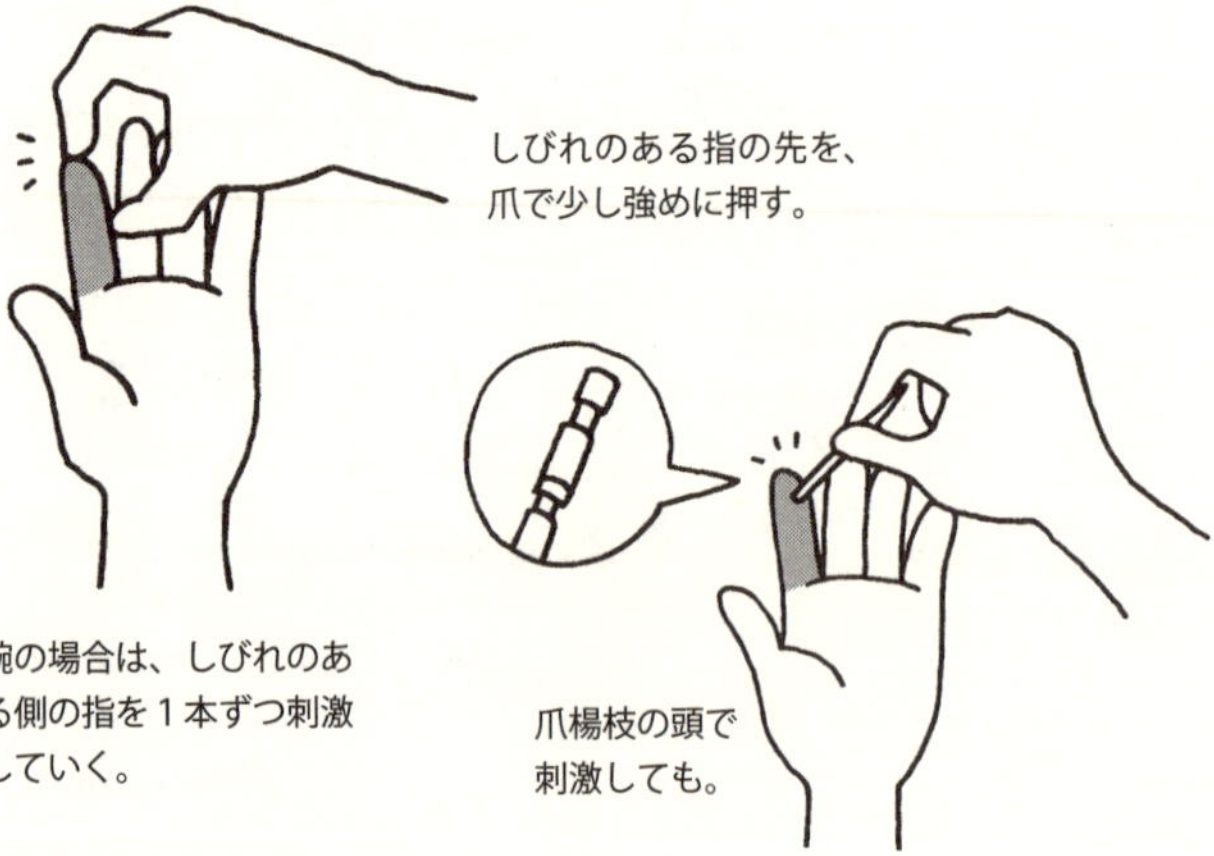
しびれのある指の先を、
爪で少し強めに押す。
腕の場合は、しびれのある側の指を１本ずつ刺激していく。
爪楊枝の頭で
刺激しても。

末梢神経から中枢神経に働きかけるので効果抜群です。

温めポイント ［ひじ～手］

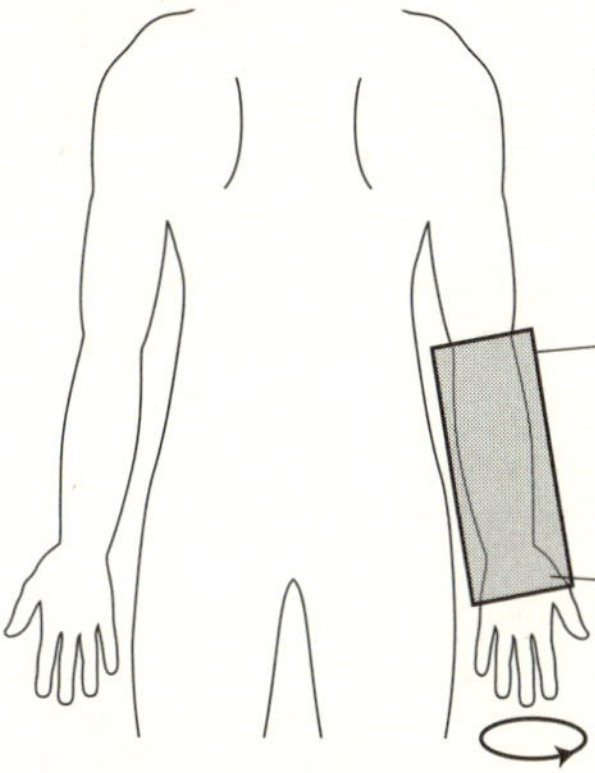

さらに痛みがやわらぐ ＋［ひじ湯］

ひじを曲げて、手先からひじが入るくらいのタライを用意します。両腕が入る大きさのものがなければ、しびれがある側の腕だけ行ってもかまいません。45℃以上の少し熱めのお湯を入れて、ひじから手先をつけて、胸の辺りが温かく感じるまで続けます。

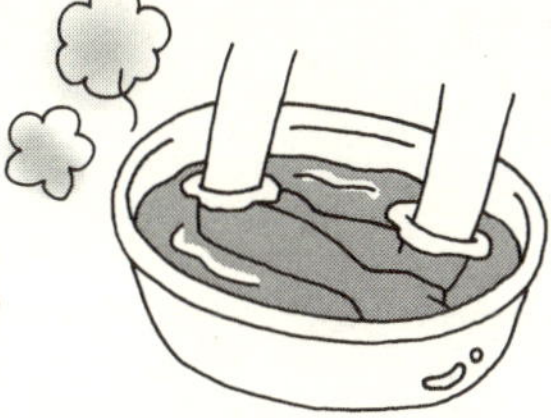
湯温は45℃以上、
少し熱いと感じる
くらいの温度で。

［ひじ、手首の痛み］の温か療法

ひじや手首の痛みは、どちらも同じ動作をくり返すことが原因です。「野球ひじ」や「テニスひじ」は昔から有名ですが、パソコンを多用するようになった今は「ばね指」ならぬ「ゲーム指」なる新語も登場。ひじや手首、指の関節の痛みが多く訴えられています。これらの痛みにも温めることは有効です。［熱タオル］で温めるもよし、ひじ湯もよし。作業の手を休めてしっかりと温めましょう。

IT業界も騒然!?　痛みの新顔［手首トンネル症候群］

手首の筋肉が腫れ上がり、手首の痛みとともに、指や手のひらがしびれるという「手首トンネル症候群」で悩む人が急増中です。原因は手の使いすぎで疲弊した靭帯に、手首の中央を通る「正中神経」が圧迫されるため。一日中パソコンに向かって仕事をする人やテレビゲームに熱中する青少年、家事でよく手首を使う主婦などがかかりやすいとか。これからも増え続け、肩こり、腰痛と並んで「国民病」と呼ばれる日もそう遠くはなさそうです。

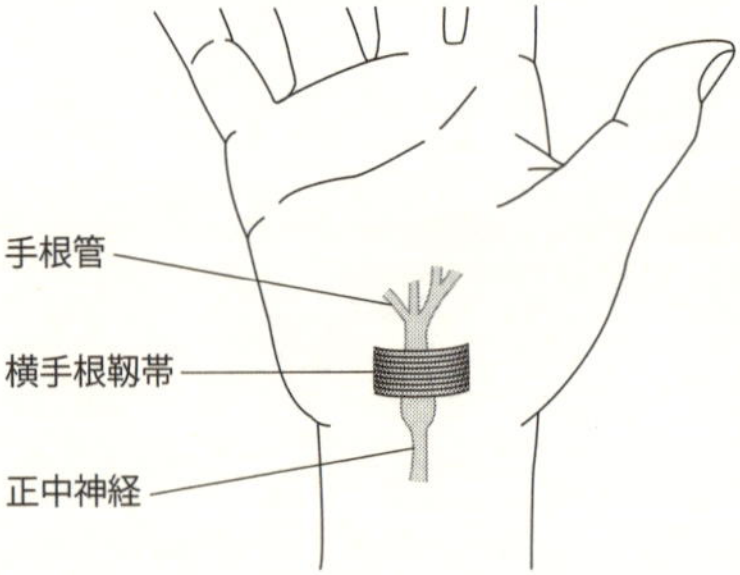

手根管は、骨と靭帯でトンネル状に形成され、神経、腱、靭帯などが通る部位。
１日中キーボードを打つような反復性の作業で手根管が炎症を起こすと、トンネルの中を通る正中神経が圧迫されて、手首の痛みや指のしびれを引き起こす。

温めポイント

ひじの痛み……［肩］と［ひじ］
手首の痛み……［肩］と［ひじ〜手］

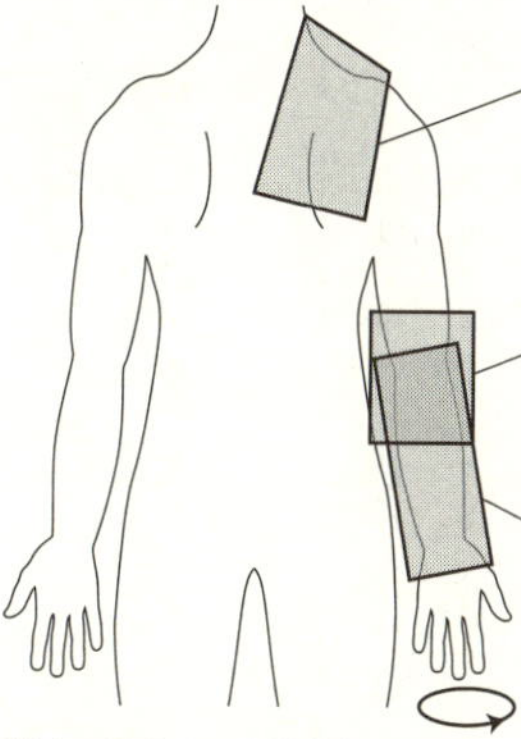

肩
前は鎖骨辺りまで、背中側は、肩甲骨が半分以上隠れるくらい覆う。［熱タオル］の当て方は、69ページと同じ方法で。

ひじ（ひじの痛み）
上腕、下腕とも⅓ほど、広めにカバーすると効果的。

ひじ〜手（手首の痛み）
ひじの少し上から親指のつけ根くらいまでカバーする。

腕は1周くるっと巻き包む。肩、腕ともに痛みのある側だけでOK。

さらに痛みがやわらぐ　＋［ストレッチ］

●手首を回す

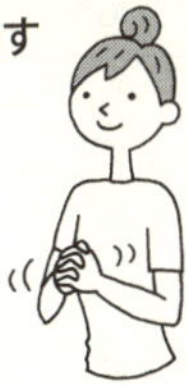

両手の指を組んで、手首をゆらゆらと回す。１〜３分間続けたら、反対回しで同様に行う。

●手首を反らせる

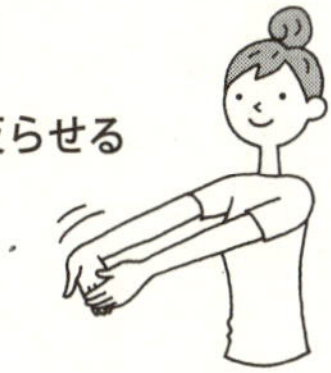

手のひらを上に向け、反対側の手で体のほうへ押して手首を反らせて８数える。手を入れ替えて同様に。ひじを伸ばしたとき、曲げたときで効く場所が違うので、何度か試してお好きなほうを。

［脚部の痛み］

筋肉を温めてほぐし、むくみも改善することが大切

手と足は、機能が似ているせいか痛みの症状にも共通点があります。神経の圧迫によるビリビリとする痛み、筋肉のこりや衰えからくる重だるい痛み、脚部にも他の病気に起因する痛みやしびれが起こります。手や腕と大きく違うのは、下半身はむくみやすいこと。血液とリンパ液という2つの流れのうち、血液にはあって、リンパ液にはないものがあります。それは、血液を体中に回すポンプの役割をする心臓です。リンパ液には、心臓の役割をする器官がないうえ、とても緩やかに流れます。心臓から出た血液が体内を1周して戻るまでの時間は40秒。それに対してリンパ液が体内を1周するには、12〜24時間もかかるといわれます。

ただでさえゆっくりとした循環が、人によってはさらに多くの時間がかかるというわけです。そして、リンパ液の循環に時間がかかる人ほどむくみやすくなります。むくみがあると、老廃物と一緒に疲労物質や発痛物質も停滞しますから、痛みが増したり、長引いたりするのは必至。脚のしびれは、むくみや運動不足からくる場合も多く見受けられます。ゆえに、脚部の痛み軽減に、むくみの解消や予防は欠かせません。

停滞しやすいリンパ液の循環を促し、老廃物の排出をよくしなければなりません。

そこで重要な働きをするのが筋肉です。全身の筋肉の7～8割を占めるといわれるへそから下の、下半身の筋肉こそがリンパの流れをよくするポンプの役目をしてくれるのです。その要《かなめ》になるのが「ふくらはぎ」。筋肉の収縮は、血管を圧迫して足らない圧力を補い、下半身に停滞したリンパ液、血液を心臓に押し戻します。こうした作用は、牛の乳搾りに似ていることから「ミルキングアクション」といわれます。下半身の筋肉の中で、この働きを中心に行っているふくらはぎは、第二の心臓とも呼ばれる場所。ちなみに、犬や猫など四足歩行の動物にふくらはぎはありません。二足歩行により重力の影響をより受けやすくなった人間だけに与えられた器官なのです。

しかし、ただ筋肉を鍛えるだけでは〝ふくらはぎポンプ〟は作用せず、むくみ改善の効果も期待できません。筋肉は、柔らかくほぐして、緊張をとってこそ、その能力を発揮するものです。よく足が疲れるとふくらはぎをいきなり揉む人がいますが、これもあまりいい方法とはいえません。とくに、脚部に痛みがあるときは、ふくらはぎもカチカチに硬くなっています。まず温める、その後、ストレッチで筋肉を活性化させるとよいでしょう。

［足のしびれ］の温か療法

ふくらはぎを温めて、脚の血液循環を促しましょう。また、足の裏、くるぶしの周囲を親指の腹や拳で押すと、末梢神経に刺激が伝わり、しびれが楽になります。むくみや運動不足からきている場合も多いので、ふだんから適度な運動を心がけ、脚が疲れたら温めて筋肉をほぐしておくことも大切です。

しびれに効く！［足の指先押し］

足の指先を押して、末梢から中枢の神経へと伝わる刺激によってしびれをやわらげる方法です。足は、手に比べて感覚がやや鈍いので、痛いと感じるくらい強めに押すのがコツ。さらに、足指の間を広げて、全身の血液循環を促します。

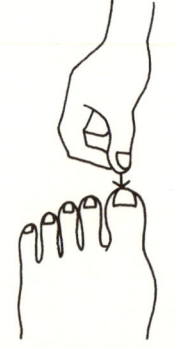

しびれのある側の足の指先を親指から小指まで刺激します。爪のまわりを押す、手の指で左右から押すというのも効果的です。

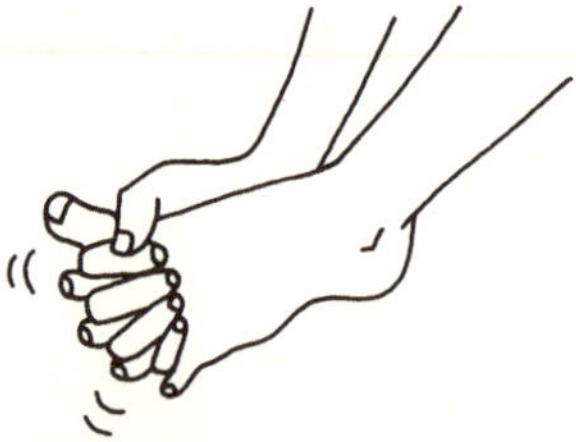

足の指の間に、手の指を入れて、足指の間を広げます。全身の血行がよくなるので、しびれのない側も行いましょう。

温めポイント [ふくらはぎ]

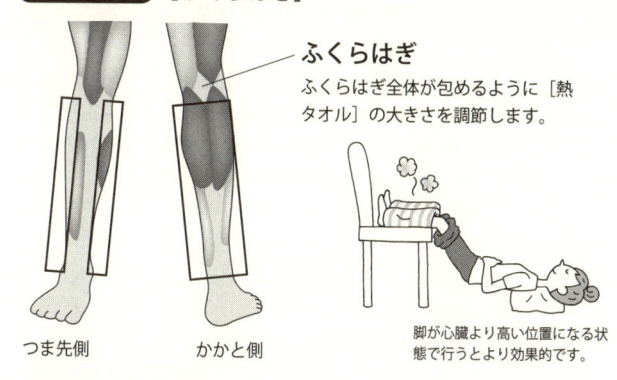

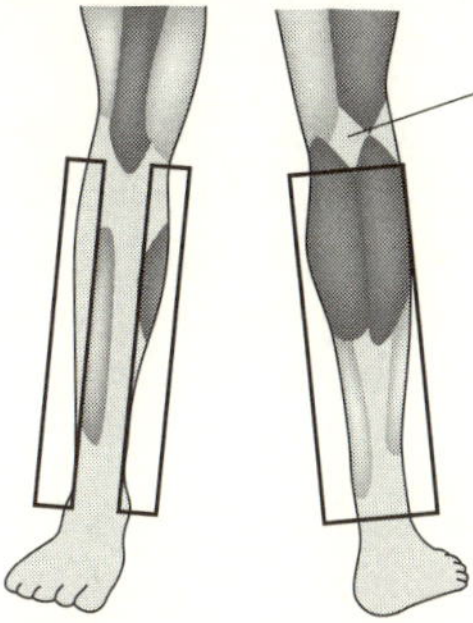

ふくらはぎ

ふくらはぎ全体が包めるように［熱タオル］の大きさを調節します。

脚が心臓より高い位置になる状態で行うとより効果的です。

さらに痛みがやわらぐ ＋［カーフレイズ］

かかとの上げ下げで、ふくらはぎの筋肉を鍛え、むくみ解消にも効果のある運動です。

ここで紹介するのは、仰向けに寝て行う方法ですが、ふくらはぎをしっかり鍛えたいなら立った状態で行いましょう。

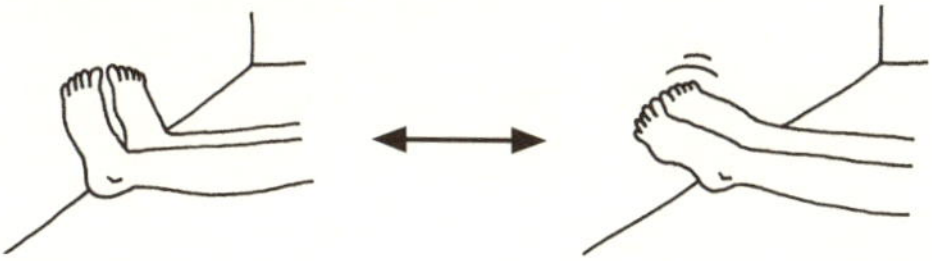

①仰向けに寝て、壁に足の裏をつける。

②つま先にグッと力を入れて壁を押して、足首を伸ばす。そのまま8つ数えたら、力を抜いて戻す。

ひざを伸ばしたまま行うこと。8～15回くり返す。

［ひざの痛み］の温か療法

体の中で一番大きな関節であるひざ。体重という大きな負荷に耐え、さらに走ったり、跳んだりするたびに加わる衝撃にも耐えるタフな関節です。しかし、それも年齢とともにつかれてきます。デイサービスの仕事をしていて感じることは、ひざの調子が悪い人がなんと多いことか……ほぼ全員といってよいほどです。

中高年になると、とくにひざの不調を感じないという人でも、検査してみると実は6割くらいは損傷があるとか。ふだんは感じなくても、冬場や湿気の多いときには、若い頃にスポーツで傷めた“古傷”がシクシク痛むという人がよくいます。

一般に、急な痛みは、炎症を抑えるために「冷やす」とされていますが、40代からの急なひざの痛みとなれば別。誰でも多かれ少なかれひざに衰えがきています。長年の酷使で、ひざへの衝撃をやわらげるクッションの役目をする半月板がすり減り、足腰の筋肉も若い頃と比べたら弱ってもいるでしょう。強く打った、ひねったなどでひざのまわりが腫れて、明らかに炎症を起こしている場合以外は、冷やすと痛みが強くなります。40代以降のひざ痛は、まず「温める」。また、ひざに慢性的に痛みがある人は、体重増加にも気をつけるようにしましょう。

温めポイント [ひざ]

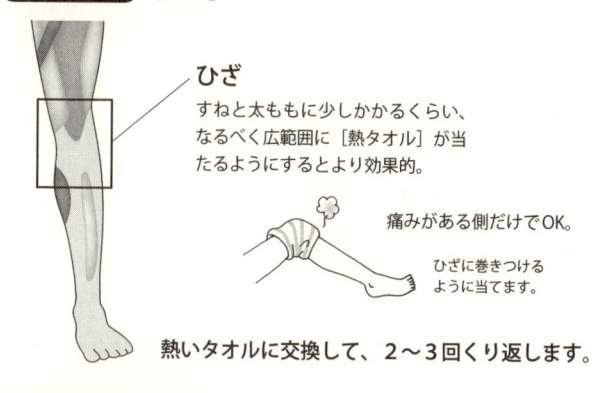

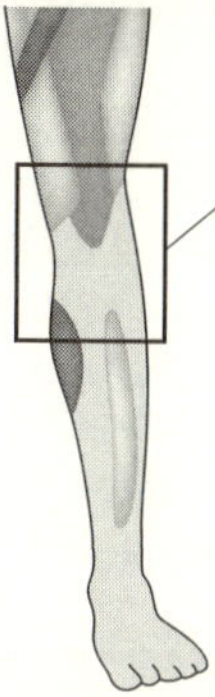

ひざ

すねと太ももに少しかかるくらい、なるべく広範囲に［熱タオル］が当たるようにするとより効果的。

痛みがある側だけでOK。

ひざに巻きつけるように当てます。

熱いタオルに交換して、2～3回くり返します。

さらに痛みがやわらぐ ＋［ひざ伸ばし］

下図のように、椅子に足をのせて横になります。こうすると、座面の縁でひざを伸ばす効果が得られます。なんとなくひざが伸びている感じがあればOK。この状態で温か療法を行うとより効果的です。

椅子の背が壁につくようにする。

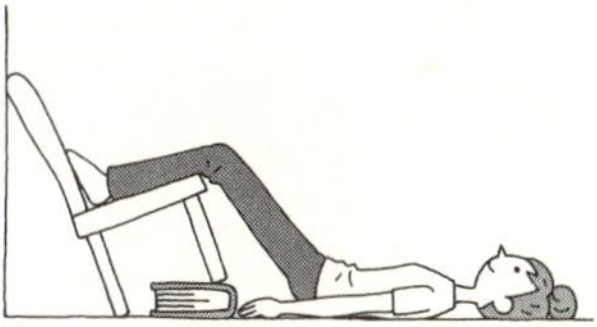

本などを挟んで傾斜をつける。

椅子の背を壁に向けて置く。手前になる椅子の脚と床の間に本などを挟んで傾斜をつけ、両足を座面にのせて、床に上体を伸ばす。椅子と床の傾斜は、ふくらはぎや腰に無理な負担がかからない程度に調節すること。

［股関節痛］の温か療法

股関節の痛みは、女性に多い症状です。とくに中年期以降に多い変形性股関節症は、80％以上が先天性股関節脱臼が原因とされますが、先天的要因がない人でも、軟骨がすり減って関節のすき間が狭くなると痛みが生じます。初期の段階であれば、ストレッチなど股関節を引き伸ばす運動をすると顕著な効果が期待できます。
また、体の軸がずれて、左右どちらかに体重がかかるのも原因の1つになるので、姿勢の改善も課題の1つ。温か療法を続けても痛みが改善されない、痛みが強くなるようであれば、整形外科を受診するようおすすめします。重度になると痛みだけでなく、歩く、立ち上がるといった日常動作にも支障が出てくるので気をつけてください。

椅子に座ったままできる［股関節のストレッチ］

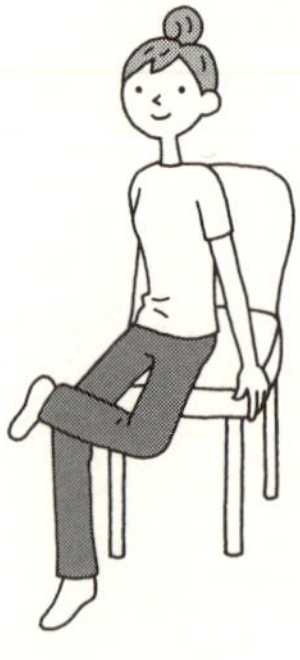

左足を右の太もものの上にのせ、ひざを真横に倒す。

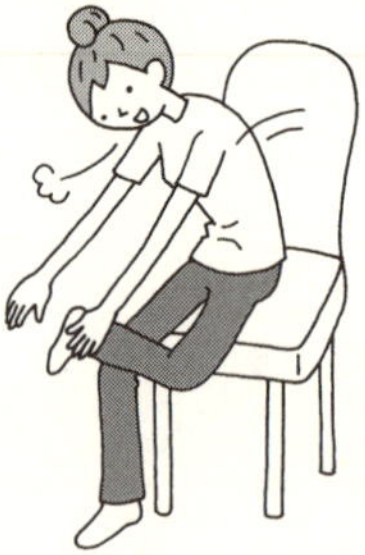

息を吐きながらゆっくりと上体を前に倒す。そのまま自然に呼吸しながら20秒静止。

反対側も同様に。左右でやりにくい側がある場合は、そちら側だけもう1回行いましょう。

温めポイント ［脚のつけ根〜お尻］

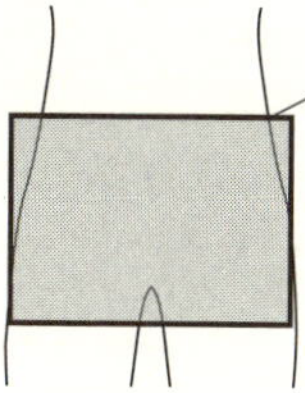

お尻側

脚のつけ根〜お尻

お尻の筋肉も硬くなっているので、痛みのある側の股関節とお尻のなるべく広い範囲をカバーできるように［熱タオル］の大きさを調節する。

お腹側は、痛みのある側の股関節に［熱タオル］が当たるようにする。

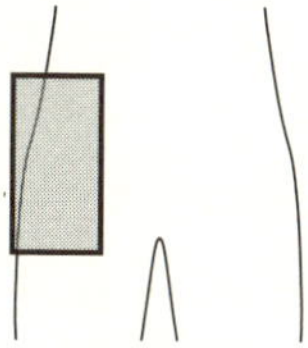

お腹側

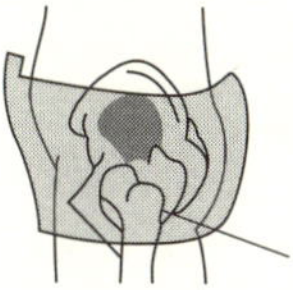

大転子

骨盤と脚の骨の接合部にあたる大転子を包むように当てましょう。

[かかと痛] の温か療法

全身の中で、かかとの皮膚は、一番厚くて硬くできています。それは、体重を支えるクッションの役割と体のバランスをとるため。原因はなんであれ、かかとに痛みがあると体のバランスも崩れ、姿勢や歩き方に影響して他の部位にも影響があらわれてしまいます。

慢性的なかかとの痛みは、原因が１つとは限らず、複数の要因が日々積み重なって生じるものです。姿勢や歩き方、日常動作のクセ、足に合わない靴……肥満も足裏に負担をかけ、かかとの痛みを招く要因となります。しかし、二足歩行の人間にとって、かかとは、歩く際に必ず使う場所。改善できることはやるべきですが、歩くのが苦痛で体のバランスがさらに崩れる前に、痛みを軽減しましょう。

40～50代男性に多い［足底腱膜炎］

起床後、立ち上がったときや歩き始めたときに、かかとの内側辺りに痛みを感じる場合は、足底腱膜炎の疑いあり！　これは、過剰に引き伸ばされた足底腱膜の炎症からくるもので、痛みは、足底腱膜に沿った部位で起こり、かかとの骨に近いほど強くなるのが特徴です。

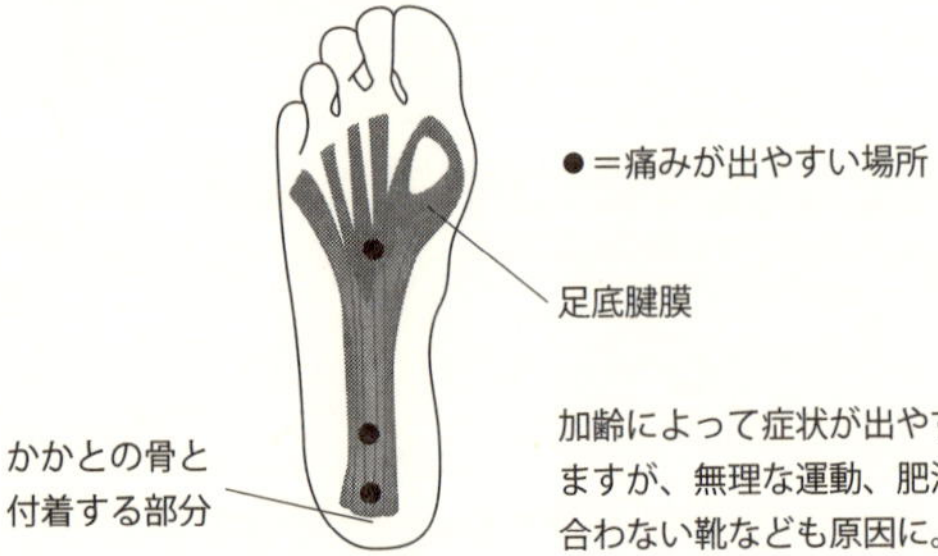

加齢によって症状が出やすくなりますが、無理な運動、肥満、足に合わない靴なども原因に。

温めポイント ［くるぶし〜かかと］

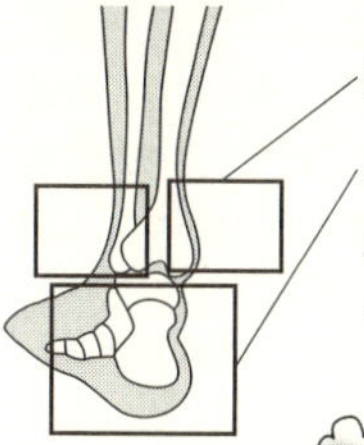

痛みがある側のかかと全体、内、外くるぶしまで包むようにして［熱タオル］が当たるように調節する。

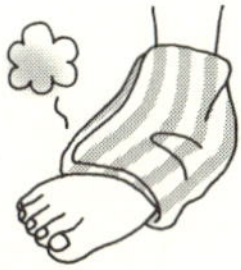

［熱タオル］を当てた上から靴下を履くと保温効果がアップ！

さらに痛みがやわらぐ ＋［圧迫法］&［足湯］

●足裏を拳で圧迫

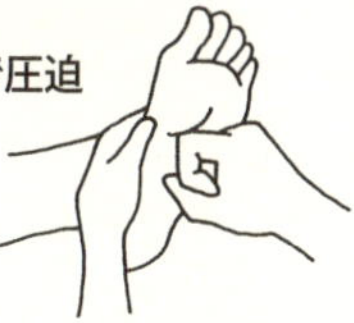

●くるぶしまわりを指で圧迫

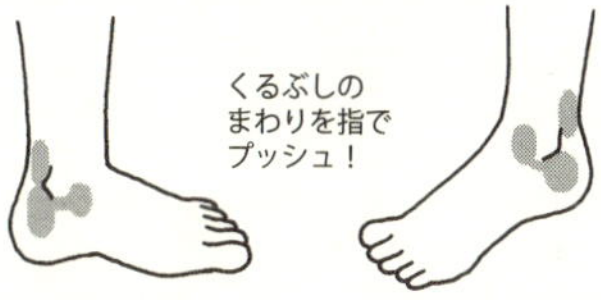

●足湯

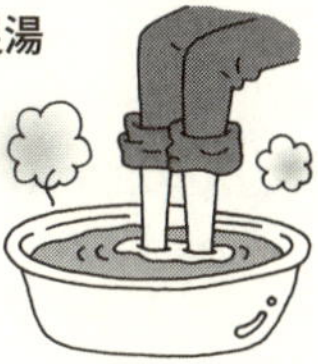

45℃以上の熱めのお湯に、くるぶしの少し上までつかり、脚のつけ根が温かく感じるまで続けます。足湯は、脚部の痛み全般におすすめ。

温かコラム

［天気痛］

「ひざが痛み出したから天気が崩れますよ」などという人がよくいます。天候が体に及ぼす影響は、古くから研究されており、その歴史は古代ギリシャまでさかのぼります。最近は、気象情報と一緒に血圧、関節痛、花粉症などについての注意を促す「健康天気予報」も登場していますが、実際に天候が体に及ぼす影響は大きく、寒暖の差が激しい季節の変わり目は体調を崩しやすくなります。

痛みに関していえば、気温、湿度、気圧のうち一番影響するのは気圧です。気温が低いときや雨が降って湿度が高いときにも痛みが強くなりますが、腰痛持ちの人が「腰が痛み出したら天気が崩れる」と気象予報士のようなことをいい出すのは、気圧が低下しているのを感じるからなのです。

ふだん、私たちは気圧を意識することはありませんが、気圧が一定以上に下がると体は膨張するのです。その際、体内の水分や神経も膨張して、いろいろな不都合が生じます。まず交感神経が刺激され、血管が収縮します。そこを膨張した血液が通りぬけようとするので血流が悪くなり、疲労物質をうまく排出できず、シクシクとした痛みを感じるというわけです。

天気は自分でコントロールできないものの、日頃から気をつければ天気痛は予防できます。大切なのは、ふだんから体を冷やさないように気を配ること。寒ければ重ね着をするか、使い捨てカイロを携帯するなどして、痛みのある場所を温めるようにしてください。また関節痛がある人は、体重が増えないように食事への気配りと、軽い運動を心がけましょう。

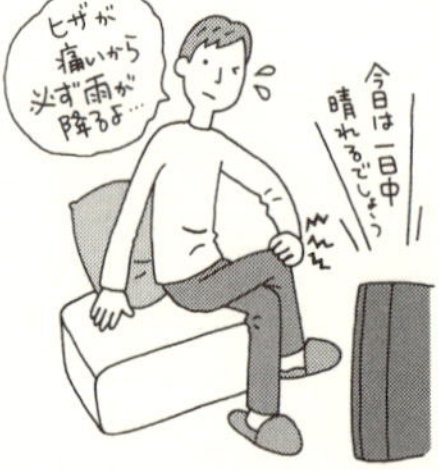
ヒザが痛いから必ず雨が降るよ…
今日は一日中晴れるでしょう

Part 3

体調が悪いとき、応急処置にも
［不調］によく効く温か療法

疲れがたまって何となく体の調子が悪い。そんなときは、めまいや生理痛など日頃から気になっている症状が強くでるものです。自律神経の働きや免疫力を高める温か療法は、そうした不調の改善にも効果抜群。外出先での応急処置に役立つ簡単ケアもご紹介します。

洋の東西を問わず「不調は温めて治す」が正解

「未病」という言葉、皆さんも聞いたことがあると思います。「未だ病《やまい》に至らず」とは、今のところは病気ではないが、自覚症状があって病気に進行しつつある状態。要するに半病人です。この未病という概念は、約2000年前に編纂《へんさん》された中国最古の医学書に初めて記されたといわれます。以来、東洋医学は、健康と病気の間に未病があるとし、未病のうちに治して病気を未然に防ぐ予防医学を発展させてきました。

東洋医学では、気血と呼ばれるエネルギーの流れやバランスが悪くなると、さまざまな不調＝未病になると考えます。気とは、体の中を流れる生命エネルギーを意味し、自律神経の働きに近いと考えられます。そして、血とは血液。自律神経の乱れと血液循環の悪化……本書でも何度か出てきたフレーズです。未病は、西洋医学でいう自律神経の乱れが引き起こす「不定愁訴《ふていしゅうそ》」の症状とよく似ている、同意語といってもよいでしょう。

パート1で、体温低下が自律神経を乱し、痛みや不調につながる理由を解説しましたが、東洋医学にも同じような考え方があります。東洋医学でいう「冷え」は、低体温もしくは体温低下。体内が冷えると血が汚れ、それが未病につながり、病に高じていくというのです。西洋医学的に説明すれば、体温低下で内臓の働きが悪くなり、血液中に脂肪、糖、尿酸、乳酸などが老廃物として停滞し、いわゆる〝ドロドロ血液〟になって、代謝低下や不調を招く、といった感じでしょうか。いずれにしても、医学は、洋の東西を問わず、「冷えは健康の大敵」と断言しているのです。

そして、体温を上げることで、本来備わっている治癒力、自己回復力を取り戻し、病気に進行する前に不調を改善できるというのも、東西の医学に共通した考えです。このパート3では、冷えからくる不調に多い症状やそれに伴う痛みを緩和して、全身のパワーアップにもつながる方法を紹介します。熱を作る力は、人間の生命力ともいえるもの。その力は、年齢とともに、あるいは生活の中のちょっとしたことがきっかけで弱くなってしまうこともあります。足りない力は、温か療法で外から熱を加えてあげましょう。「温める」は、私たちが持って生まれた力を十分に活かす、最も身近な方法なのです。

[耳鳴り・めまい] の温か療法

加齢による耳の機能低下や病気に起因しない、自律神経失調からくる耳鳴り、難聴、めまい、立ちくらみなどの症状とそれらと併発する首や肩のこり、頭痛などに効果があります。

温めポイント [首] と [肩]

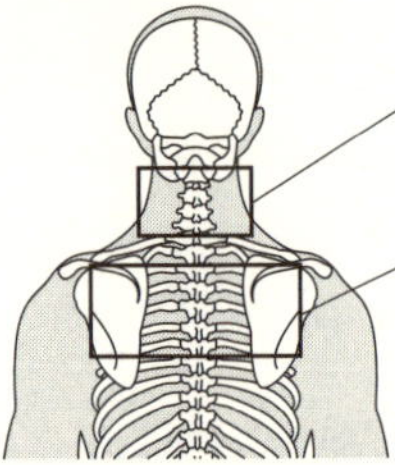

首 首のつけ根を中心に、左右は耳の裏側辺りまで。

肩 背骨を中心に、左右の肩甲骨の半分から⅓くらいを覆うように。広い範囲をカバーする。
熱いタオルに交換して2～3回くり返し行います。

さらに症状をやわらげる ＋[マッサージ]

温か療法で、首や肩のこりをほぐしてから行いましょう。いずれも各1分間。個人差はありますが、10日前後続けるとかなりの改善が期待できます。

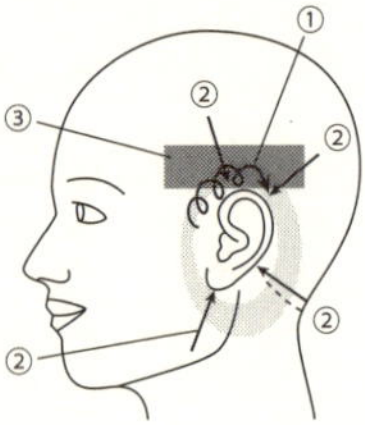

①耳の周囲を、人差し指と中指でらせん状（左図①）にマッサージする。
②左図②の矢印を目安に、耳たぶ（耳介）を四方から耳の穴に向けて押しこむように刺激する。
③側頭部（左図③）を何ヵ所かに分けて、人差し指と中指の腹で押す。
④耳の穴に指を入れて、耳の穴を押し広げる。

［不眠・イライラ］の温か療法

不眠の人は、就寝の30分くらい前に、手足を温めてから布団に入るとよいでしょう。手足を温めて血管が拡張すると、体温を一定に保つために、熱を外に逃がす「熱放散」が始まります。すると、温められた血液が冷えて体温が下がり、このときに、人間は眠くなるのです。この方法はイライラ解消にも有効。ぜひ試してください。

温めポイント ［手］と［足］

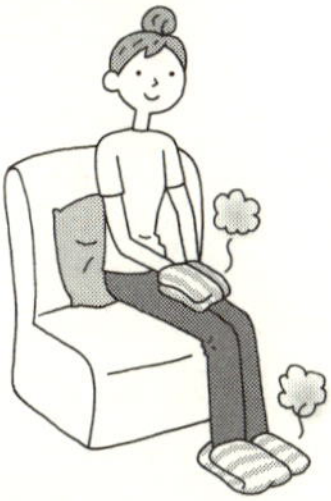

就寝時間の30分くらい前に実行。［熱タオル］で両方の手足を包む。

↓

［熱タオル］が冷めたら終了。手足の温かさが落ち着いてくる頃が入眠のベストタイミング。

入眠のタイミングを逃さないように、就寝準備をすませてから温か療法を行いましょう。

温かトリアージ ［みぞおちを温める］

神経が疲れているときは胃も疲れています。旅先など慣れない環境で寝つけないときは、使い捨てカイロや半身浴でみぞおちの辺りを温めましょう。

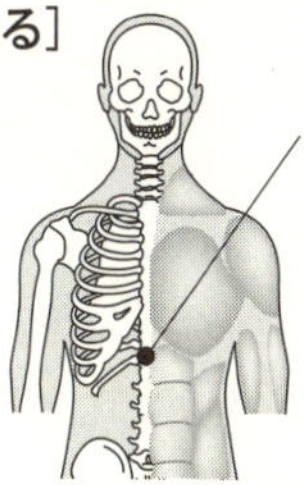
胸の中心とへその中間くらい。この辺りをとくに温めて。

［目の疲れ・ドライアイ］の温か療法

温めて血流を改善することは、目の疲れやドライアイにも効果が期待できます。 温める場所は目の周囲と後頭部。肩こりや首こりからきている場合は、肩や首を同時に温めることも必要です。

温めポイント ［目の周囲］と［後頭部］

後頭部を温めて、緊張した筋肉がほぐれると、視神経の働きもよくなります。

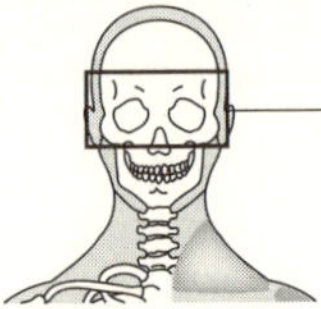

両目、両側のこめかみ、頬骨の辺りまで［熱タオル］が当たるようにする。

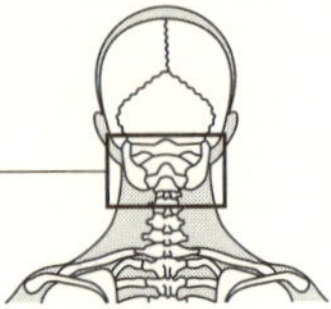

頭蓋骨と首の骨の境目、くぼみの部分を中心に［熱タオル］を当てる。

さらに症状をやわらげる ＋［マッサージ］

目の周囲はデリケートなので力を入れずに軽く刺激すること。眼球に触れない、押さない、こすらないように注意。マッサージの前に爪のチェックや手洗いも忘れずに。温か療法で目の周囲を温めてから行い、その後冷たいタオルで目元を冷やすとより効果的です。

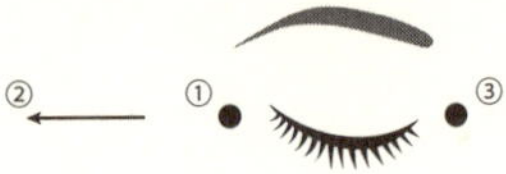

中指か薬指を使って、
①目尻を軽く押す
②目尻を耳のほうに軽く引っ張る
③目頭を軽く押す

［鼻づまり］の温か療法

不快な鼻づまりも、実は体の防衛システムの１つです。人体へ異物侵入を防ぐために〝空気の流れ〟を遮断しているのです。首の後ろ側を温めると、この空気の流れがよくなって、しだいに鼻の通りがよくなってきます。

温めポイント　［首］

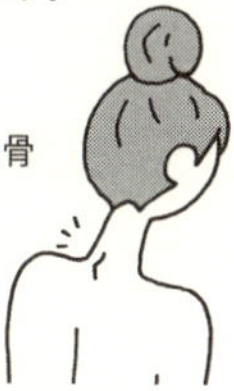

前に軽く頭を倒すと骨が出っ張るところ。

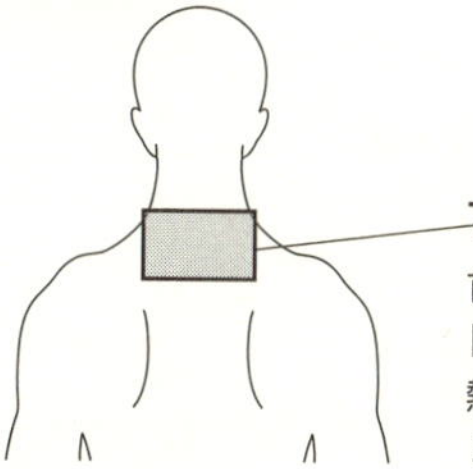

首

首と背中の境目を中心に［熱タオル］を当てる。熱いタオルに交換して２～３回くり返し行います。

温かトリアージ　［使い捨てカイロで鼻を温める］

小鼻の両脇には、鼻の通りをよくする「鼻通点」というツボがあります。急に鼻づまりがひどくなったときには、ひとまず使い捨てカイロでこのツボを温めるとよいでしょう。さらに、鼻づまりのひどい側を人差し指の腹で押すとより効果的です。

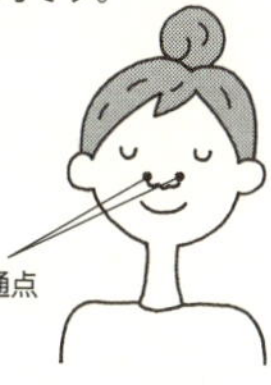

鼻通点

●鼻通点《びつうてん》

小鼻の両側、指で押すと鼻骨の下側に触れるところ

使い捨てカイロをハンカチで包み、両側の鼻通点がおさまるように鼻に当てます。鼻が温まってきたら、何度か深呼吸するとさらに鼻の通りがよくなってきます。長時間当て続けると低温やけどの心配があるので、鼻が温まったら取り外します。

［口内炎］の温か療法

体力の衰えとあいまって血流が悪くなっていることが多く、口内炎はその体力低下時によくある症状です。首のこりが引き金になる場合もあるので、首を温めることが大事。口を大きく動かす運動も、口の中の血流をよくするので改善効果が得られます。

温めポイント ［首］

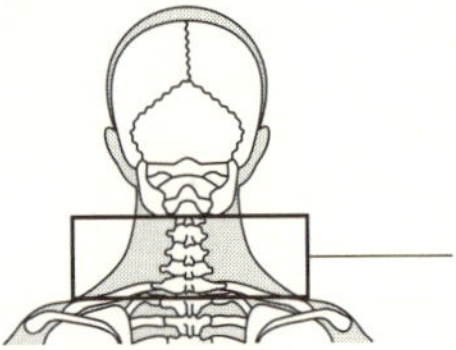

首

首筋を中心に、押してみて硬いところ、こりがある場所にも［熱タオル］が当たるように調節する。

さらに症状をやわらげる ＋［口の体操］

口を大きく開ける、舌を出すといった動作は、口の中の血流をよくします。唾液の分泌をよくし、消化器系の働きを助ける効果や表情筋の強化にもなるので、女性にとっては気になるほうれい線やしわの予防、フェイスラインの引き締めにも有効。動きを大きく、回数もできるだけ多くするように心がけましょう。

口を左右に引っ張る

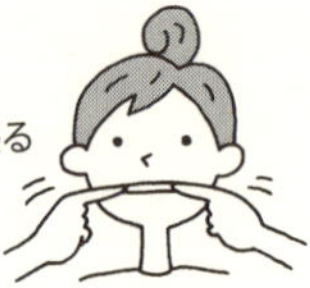

舌を出して、パッと戻す

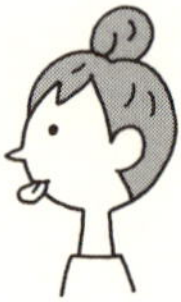

［吐き気］の温か療法

吐き気に効くツボのまわりを温めると、しだいに気持ちの悪さがおさまってきます。乗り物酔い、二日酔い、つわりなど吐き気全般に効きますが、頭痛に吐き気が伴う場合は、他の病気が隠れていることがあるので注意が必要です。

温めポイント ［前腕］

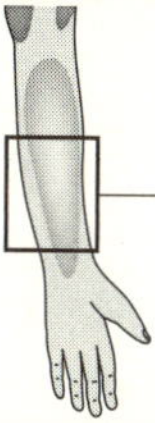

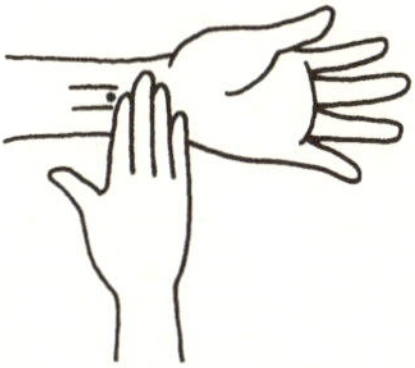

内関《ないかん》

手のひら側、手首から指３本分の位置。手を握るとできる２本の筋の間。

両腕の「内関」を中心に［熱タオル］を当てる。

温かトリアージ ［吐き気のツボを圧迫する］

温か療法ができないときは、上の「内関」や薬指の「関衝《かんしょう》」、肩甲骨の近くにある「神堂《しんどう》」を圧迫しても効果が得られます。正確なツボの位置がわからなくても、周囲を押し揉むように刺激すればOK。

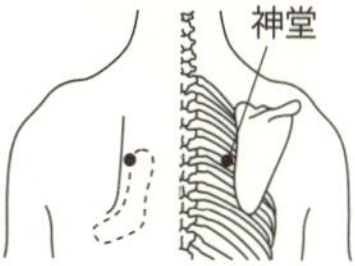

左右の肩甲骨の内側のへりに沿って少し強めに刺激します。誰かに押してもらうとよいでしょう。

「関衝」は、薬指の爪の下約３ミリ、小指側にあります。薬指の先をつまむと凹んでいる部分があるので、そこを少し強めに刺激。左右とも行います。

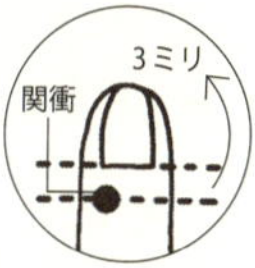

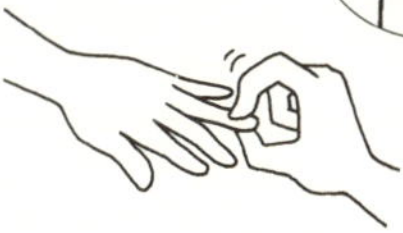

薬指の先を挟んでプッシュ！

［咳・呼吸苦］の温か療法

咳や呼吸苦は、一過性であれば心配ないのですが、長く続く場合は、何らかの病気を患っている疑いがあります。私も父が喘息《ぜんそく》持ちだったので、幼少の頃からその苦しみを目の当たりにしてきました。まるで周りから空気、酸素が消えてしまったかのように咳き込む姿に、私まで息苦しく感じたのが今でも記憶に残っています。

また、高齢になると気管支が細くなるため、呼吸が浅くなって、動くとすぐに疲れて息苦しくなることがあります。「がまの穂」の利用者にも、肺気腫で通院されている方が数人いますが、咳や呼吸苦は、その辛さだけでなく体力の消耗もかなりのものです。

ここで紹介する温か療法は、風邪の咳や息苦しさはもちろん、喘息や肺気腫の発作の緩和にも効果があります。温めポイントは胸と背中。体を前後両側から温めることで呼吸器周辺の血流が改善されて呼吸が楽になり、痰《たん》の切れもよくなってきます。午前と午後の２回行うとさらに効果的です。また、ひじ湯（93ページ）で楽になるという方も多いので、温か療法と組み合わせて行うとよいでしょう。

温めポイント **［胸］と［背中］**

［熱タオル］は胸と背中に各２本、合計４本用意します。

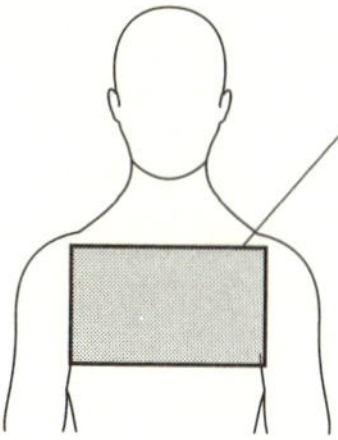

胸

気管支のあたりをおおうように。

体格に合わせて、上下か左右に分けて［熱タオル］を当ててください。胸や肩幅の狭い人は左右、広い人は上下に分けて。

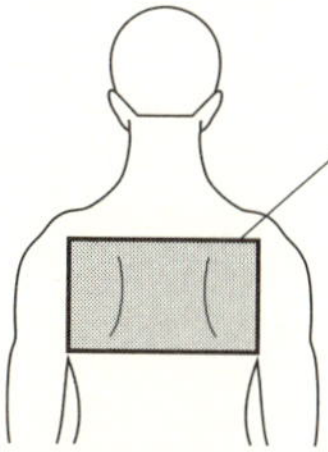

背中

［熱タオル］で体を挟むかたちになるように、背中側も胸と同じくらいの範囲をカバーするように調節する。

［熱タオル］を交換して２～３回くり返す。朝晩行うとより効果的。

温かトリアージ **［耳のツボ刺激］**

耳たぶをつまんで上に向けて３～５回引っ張ります。さらに耳の内側を指で揉み押し、「平喘《へいぜん》」、「太陽」のツボを押します。

●平喘

耳たぶの軟骨側面の上端。

●太陽

眉尻と目尻の中間から少し耳寄り、骨の縁のところ。

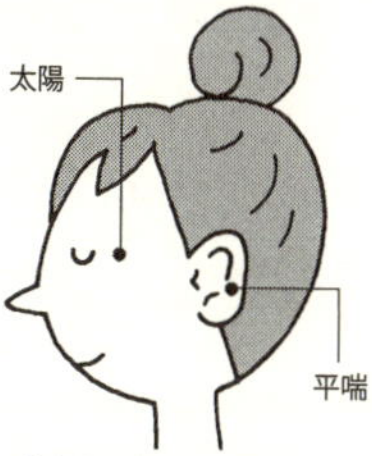

どちらも左右にあります。

［お腹の張り・便秘］の温か療法

お腹の張りは、根本的に内臓の働きが悪くなっていることから起こりやすくなります。胃腸病や便秘などで男性にも起こりますが、やはり圧倒的にお腹の張りを訴えるのは女性に多いようです。とくに、生理中は、子宮や卵巣が膨張するため、腸が圧迫されて働きが弱まると、腸内にガスがたまってお腹が張ることがあります。この場合は、生理終了とともにお腹の張りもおさまるのですが、卵巣のう腫や子宮筋腫、子宮がんの自覚症状の場合もあります。生理不順や不正出血など他にも気になる症状があるときは、一応病院で診察を受けたほうがいいでしょう。

病院で特別な異常が見つからない場合は、温か療法でお腹を温めることをおすすめします。お腹を触って、胸より冷たく感じる場合は、体の中まで冷えている証拠です。胃腸ばかりか全身の働きも低下してしまうので、日頃からお腹を冷やさないように心がけましょう。

お腹を温めよう！
ペットボトルで［お手軽湯たんぽ］

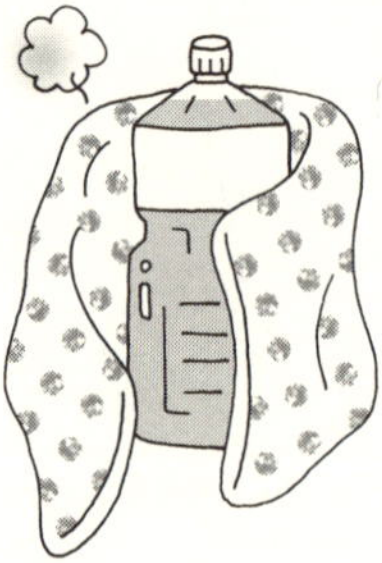

耐熱性のペットボトル（容量2リットル）に、60～80℃のお湯を注ぎ、しっかりキャップをして、タオルで包みます。
太ももの上にのせれば、お腹がポカポカ温まって気持ちいい！

温めポイント ［お腹］

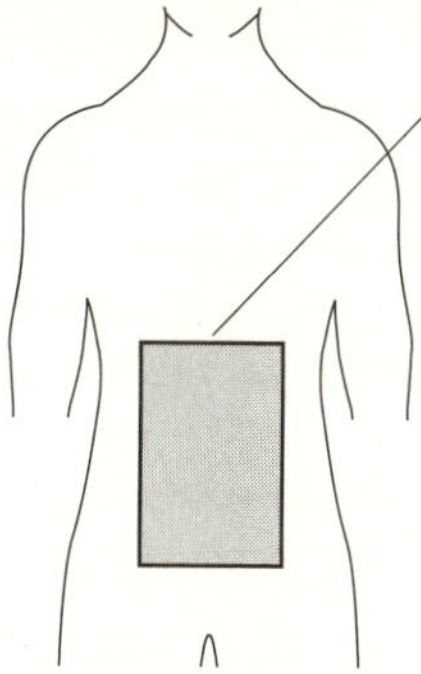

お腹

タオルを２～３枚使うなどして［熱タオル］をできるだけ大きく作って、広い範囲を温めるようにするとより効果的です。

へそを中心に、縦はみぞおちから陰毛の生え際まで、左右は、骨盤の半分くらいをカバーできると理想的。

２～３回くり返します。温かさが物足りないようであれば、［熱タオル］を２本重ねて使うか、回数を多く行うとよいでしょう。

温かトリアージ ［足裏の圧迫］

足の裏には、内臓の働きと呼応する反射区があります。お腹の張りには、親指の下にあるくぼみの部分を、上から下に向かって揉みほぐすのが有効。便秘には、土踏まずを少し強めに押し揉むとよいでしょう。

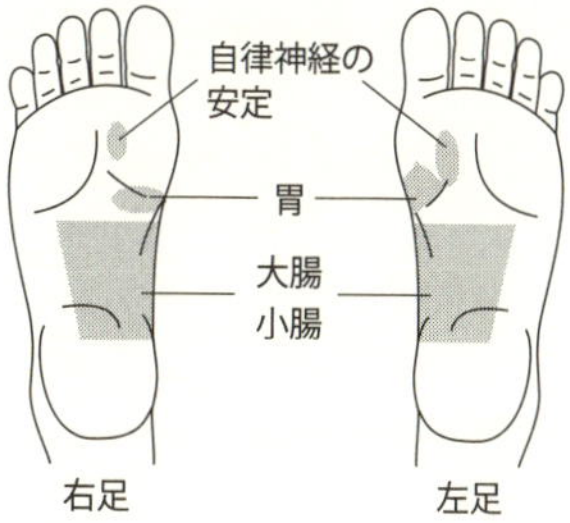

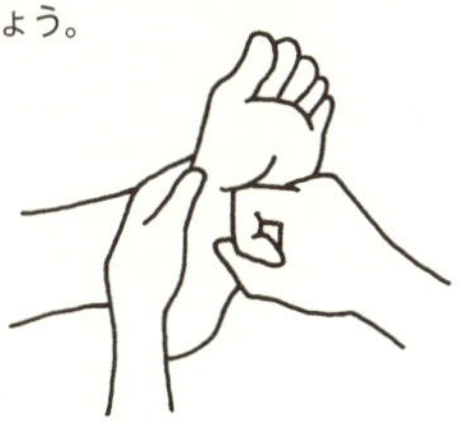

少し痛いくらいに刺激するのがコツ。拳を作り、指の関節を使って押しましょう。

[坐骨神経痛] の温か療法

デイサービス「がまの穂」で、腰痛とともに非常に訴えが多いのが坐骨神経痛です。坐骨神経は、腰椎の下端から骨盤、脚の骨に沿って足底部まで続く末梢神経の中で最も太く長い神経。このルートのどこかで神経が圧迫されると痛みが起こります。一番圧迫されやすいのが、坐骨神経が骨盤をくぐり抜け、お尻の筋肉から顔を出す間で、多くは骨盤のゆがみが原因です。体のバランスが崩れて、体を動かす際にある部分だけに過剰な力が加わることで硬くなった筋肉が、神経を圧迫しているのです。

根本から治すには、坐骨神経痛の場合も、姿勢の矯正や筋肉強化が必要になりますが、症状の緩和には、筋肉が硬くなっている部分、あるいは痛みを感じる部分を温めることが大変有効。「がまの穂」でも「昨日まで痛かったがお風呂に入って温まったら楽になった」というのは日常よく聞かれる言葉です。坐骨神経痛でお悩みの方は、痛みがないときも、シャワーだけですませずに湯船につかって、下半身を温めてください。

温か療法では、坐骨神経が圧迫を受けやすい恥骨からお尻にかけて温めます。部分温めでも、全身浴に匹敵する効果があります。

温めポイント ［恥骨〜お尻］

［熱タオル］は、痛みやしびれなどの症状がある側だけに当てます。

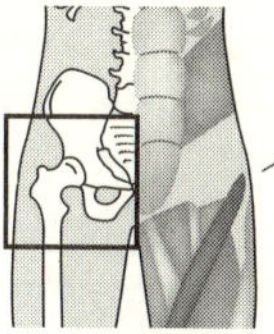

恥骨

お腹側は、へその少し下から脚のつけ根まで、恥骨をしっかり覆うこと。
脚のつけ根を前後に挟むように［熱タオル］を当てます。

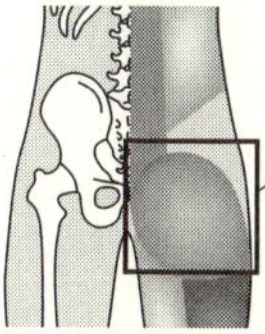

お尻

症状のある側のお尻の筋肉をなるべく広く覆うようにする。
2〜3回くり返します。症状が強いときは、回数を多めに行いましょう。

温かトリアージ ［ひじ湯＋手揉み］

手にも、足と同じような反射区があります。下図は、坐骨神経痛に有効な反射区で、Aの部分は右側に症状がある場合、Bは左側、Cは共通。矢印の方向に押していきましょう。ひじ湯（93ページ）で温めながら、この反射区を揉みほぐすとさらに効果的です。

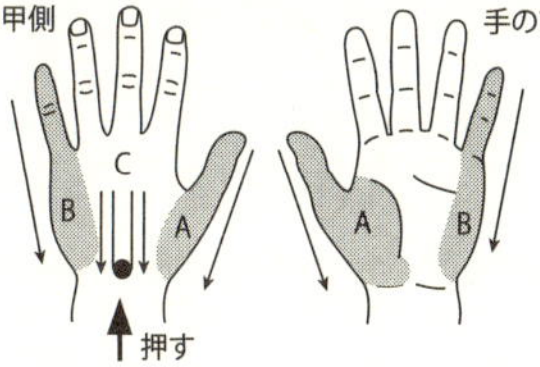

A＝右側に症状が出ている場合
B＝左側に症状が出ている場合
C＝共通ゾーン

刺激するのは左手のみでかまいません。

［慢性疲労］の温か療法

疲労が回復せずに半年以上続けば「慢性疲労症候群」という立派な病気。慢性疲労にも自律神経の働きが影響しますが、最近では、とくに副腎という臓器の疲れとの関連が指摘されています。

温めポイント ［腰］

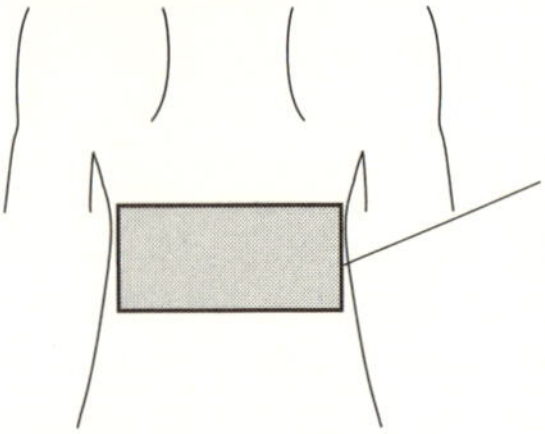

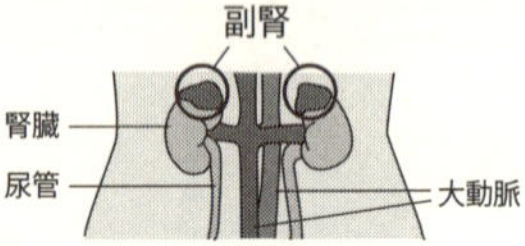

腰

横は腰幅、縦は、ウエストラインの少し下から肋骨下部にかかるくらいの範囲に［熱タオル］を当てる。
2〜3回。毎日続けましょう。

さらに症状をやわらげる ＋［足裏の刺激］

副腎はホルモンを分泌する臓器の1つです。東洋医学でいう「腎虚（生命力の落ちた状態）」は、腎臓ではなくこの副腎の機能低下を指すといわれ、血圧、ストレス、塩分、カリウム、水分などのバランスを保つために重要な働きをしています。下図は、副腎と対応する足裏の反射区です。まめに刺激して、副腎を活性化させましょう。

親指や拳で少し強めに刺激します。ゴルフボールを利用するのも手軽で効果的。弱めに刺激したいときは座位で、強めに刺激したい場合は、立位の姿勢からゴルフボールを踏んでみましょう。

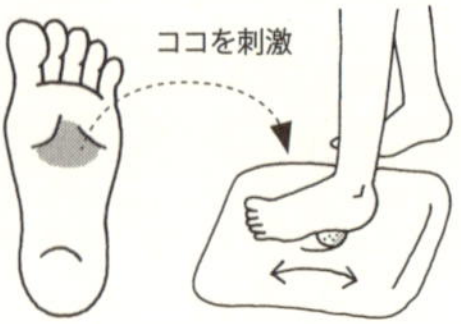

［こむら返り］の温か療法

原因は筋肉の疲労、運動不足、脱水のほか、糖尿病や肝硬変、脊柱管狭窄症などにも関連する場合もあり、女性では、妊娠後期に足がつりやすくなります。「がまの穂」でも、突如としてこむら返りになる方がときどきいます。こむら返りとは、高齢になるほど確率が高くなる、筋肉の老化現象でもあるわけです。

温めポイント ［ふくらはぎ］

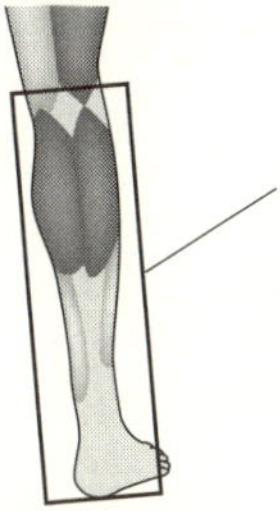

温めるのは、こむら返りを起こした側の脚だけでかまいません。

ふくらはぎ

脚の背面の、ひざ裏からかかとまで［熱タオル］が当たるようにする。

温か療法ができないときは、蒸しタオルか使い捨てカイロを使っても。ふくらはぎまでつかるようにして足湯をしてもよいでしょう。

温かトリアージ ［アキレス腱を伸ばす］

ひとまず痛みを取りたいなら下のような方法で。ひざから下ならどの部分がつった場合でも、この方法で痛みが遠のきます。

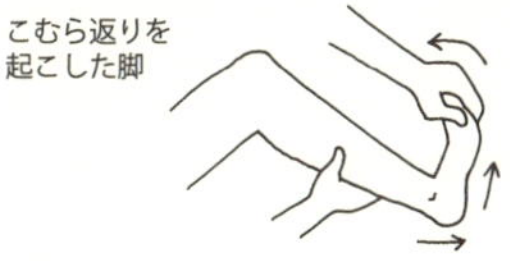

こむら返りを起こした脚のふくらはぎを片手で支え、もう一方の手でつま先をつかみます。つま先を手前にゆっくりと引き、足の指をつけ根から曲げて、痛みが取れるまでアキレス腱と足の裏を伸ばし続けます。座位の場合は、足首を反対側のひざにのせ、足首を持って行うとよいでしょう。

［頻尿・夜尿症］の温か療法

昼間に8回以上、夜間睡眠時に3回以上、合計で1日8～10回以上トイレに行くようであれば頻尿とされますが、食事や生活環境、年齢などで個人差があります。高齢になると腎臓の尿を濃くする機能が低下するため、夜間に1～2回小便に起きるくらいは異常とはいえません。１回に出る尿の量やほかにどんな症状があるかで原因は違ってきますが、男性では、前立腺の肥大、膀胱に炎症があるときに多くみられます。

一般に頻尿は男性に多いのですが、尿意に対して敏感になる「神経性頻尿」は、女性に多い傾向があるようです。神経性頻尿は、膀胱炎を起こしたあとに起こりやすく、尿意以外の自覚症状はないのが特徴です。また、最近は、サプリメントや健康補助食品を利用する人が増えていますが、これらに含まれる栄養素の過剰摂取から頻尿になることも。体に不必要なものを排出するのが尿の役目ですから、ビタミン剤の類は不足を補うためのものと心得ましょう。

ビタミンの摂り過ぎで頻尿になる!?

ビタミンには、水に溶けやすい性質を持つ水溶性と油に溶けやすい脂溶性があります。水溶性ビタミンは、一定量を超えると、尿の中への排出が急激に増えます。ビタミンCは、この水溶性ビタミンで、それ自体に利尿作用はないのですが、過剰摂取すると頻尿や下痢を引き起こすことがあります。

脂溶性ビタミンは、必要以上に摂取すると、一時的に肝臓や脂肪組織に蓄えられ、許容量を超えると過剰症を引き起こします。脂溶性ビタミンの中では、ビタミンDの過剰症として頻尿があげられ、ほかに嘔吐《おうと》や食欲不振などの症状を伴う場合も少なくありません。

温めポイント ［後頭部］と［腰］と［下腹部］

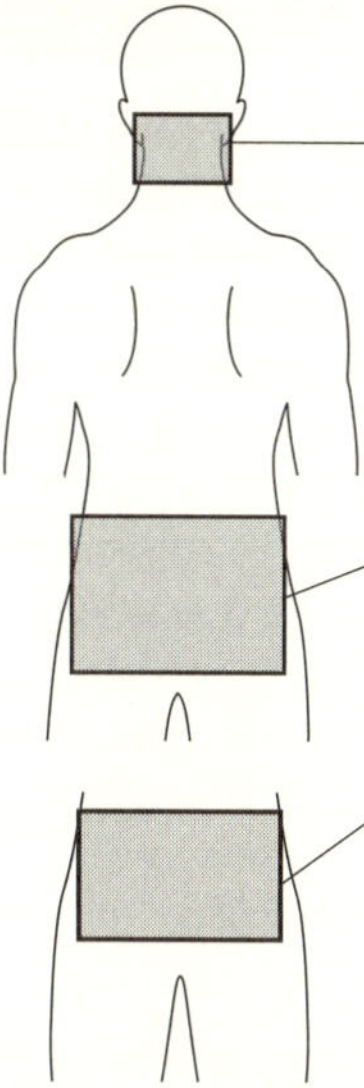

後頭部

首の後ろ側にある「盆の窪」に［熱タオル］が当たるようにする。

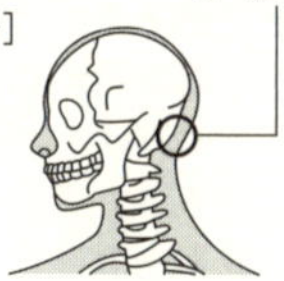
首筋中央のくぼんだところが「盆の窪」。

腰

仙骨を中心になるべく骨盤全体をカバーするように［熱タオル］の大きさを調節する。

下腹部

へその少し下から恥骨まで。左右は、腰骨の辺りまで。

２～３回。症状が強いときは回数を増やして行いましょう。

温かトリアージ ［仙骨を温める］

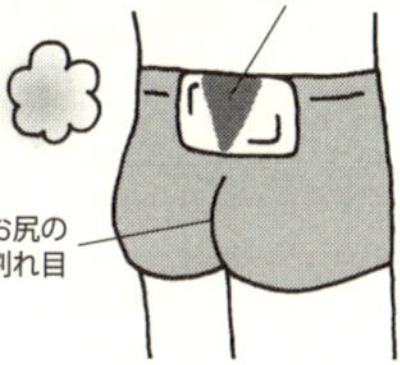
仙骨

外出するときは、下着の上から使い捨てカイロで仙骨を温めましょう。心身が安定して、緊張感から過度に尿意を気にすることもなくなります。最近は長時間利用できるカイロも市販されていますので、肌が弱い人や低温やけどが気になる人は利用してみるとよいでしょう。

［前立腺肥大症］の温か療法

前立腺は、前立腺液を分泌して精液を作り、貯蔵もする、男性にとって非常に大切な器官です。ペニスと膀胱に近い位置にあり、排尿も担っているので、体の抵抗力が低下すると、尿道から侵入する大腸菌などの細菌によって炎症を起こしやすくなります。

前立腺の異常は、下腹部の違和感、とくに残尿感、頻尿といった症状がよくみられます。何らかの原因で肥大した前立腺によって膀胱が圧迫されて排尿障害が起きるのが前立腺肥大症です。男性の場合、「おしっこの出が悪くなったな」と感じたら、前立腺の辺りを温めてみるといいでしょう。何度か温めてよい変化があればしめたものです。ただし、効果があっても治療ではなく、温か療法はあくまでも補助的なものと考えて。症状が軽くなっても、残尿感があるときは早めに病院で検査を受けてください。

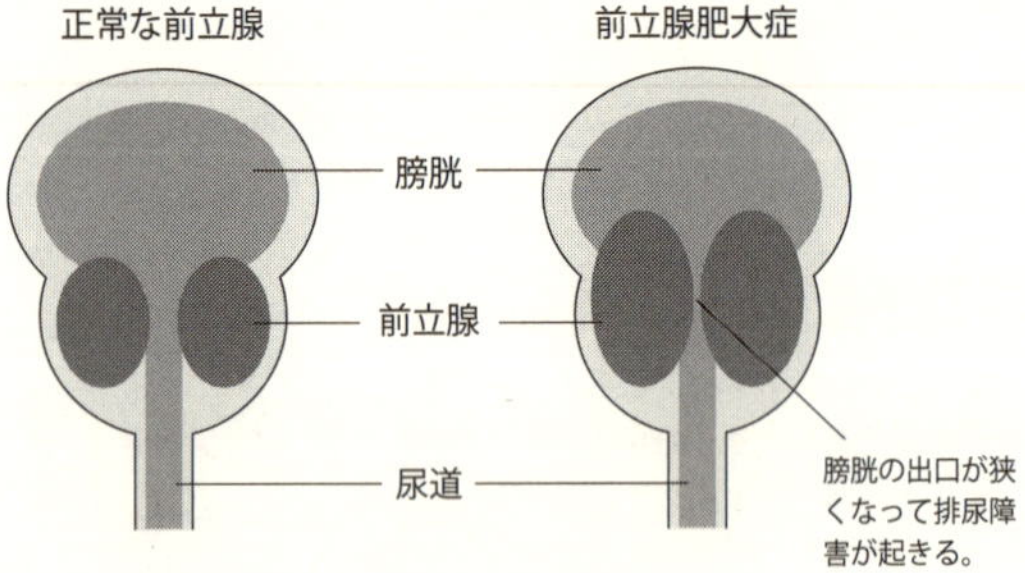

前立腺肥大症は、単純に前立腺が肥大した状態ですが、前立腺肥大は、組織の中に良性の腫瘍ができることをいいます。

温めポイント ［股間］

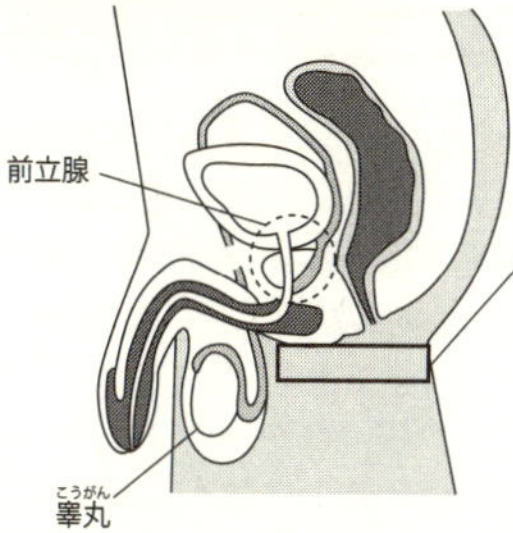

睾丸は、本来温めてはいけない場所ですが、温か療法で支障が出る心配はありません。

股間

左図を参考に股間に［熱タオル］を当て、前立腺を温めます。

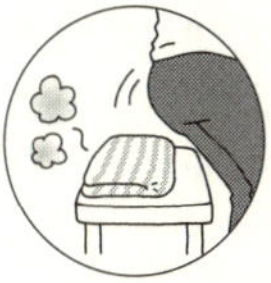

［熱タオル］が所定の位置に当たるように椅子に置いて、上から腰を下ろします。

体重がかかるので密着度がよく効果は高いのですが、通常のように当てる場合より熱く感じます。やけどをしないように［熱タオル］の熱さを調節してください。

温かトリアージ ［残尿感を解消する㊙テクニック］

残尿でお悩みの方、下着に尿がついてお困りの方におすすめの方法です。

排尿後、睾丸の後ろ（Aの辺り）を押すと、尿管に残っている尿が押し出されます。これで残尿は解決、出しきってからしまえばパンツが汚れることもありません。また、88～89ページで紹介した［たった１つの動き］も残尿解決に効果的。10回１セットを毎日３セット続けると、残尿はなくなってきます。

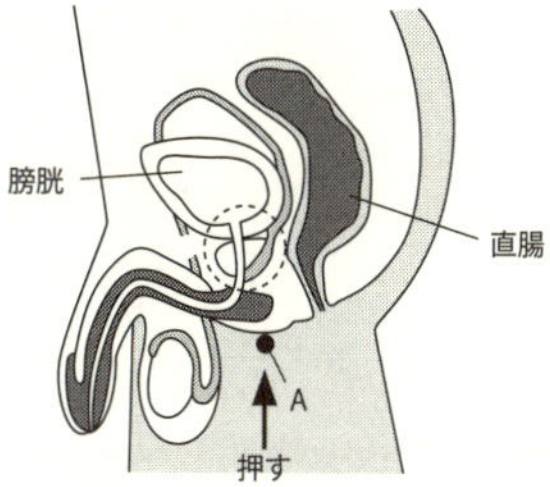

排尿後すぐにAの辺りをプッシュ！

［生理痛・冷え性］の温か療法

女性の２人に１人は生理痛があるといわれます。正確な数字はわからないまでも、医療従事者として周囲を見回しても「なぜこんなに多いのか」というのが実感です。生理痛の原因は、その人の体質、心理的なもの、生活習慣などいろいろな要素が考えられ、改善法も、西洋医学と東洋医学ではまた違ってきます。

私は、昔から空手や合気道など東洋的な分野に身を置いていたからでしょうか。職業的には西洋医学の部類に入るのですが、東洋医学の考え方が肌に合うような気がしています。理屈よりも苦しんでいる方が楽になればよい。そこで、私の経験からいわせてもらえば、生理痛の原因のほとんどは「冷え」と「腰の角度」です。女性に多い「反り腰」は、子宮まわりの血流を悪くし、体の冷えがあると、血流はさらに悪化します。実際、私の方法で、生理不順や生理痛がなくなった女性がたくさんいますから、自信を持っておすすめできます。

まずは、お腹を温めること。腰も大切ですが、女性の場合、お腹の冷えで子宮の働きが悪くなっていることが多いのです。そして、もう１つは、仙骨を操作して、腰を正しい位置に戻すことです。これは、88 ～ 89ページで紹介した［たった１つの動き］が有効。温か療法と仙骨の操作を毎日１回ずつ、１～２ヵ月も続ければ、婦人科系のトラブルと冷え性が同時に解消することでしょう。

温めポイント ［お腹］と［足］

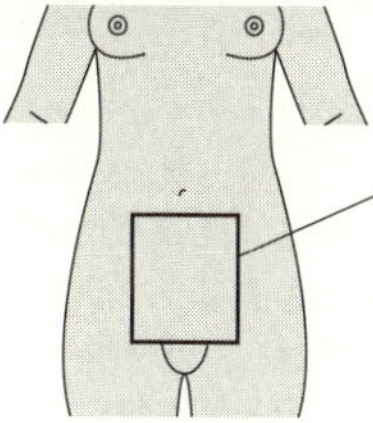

お腹には、子宮や卵巣など女性特有の器官の働きをよくするツボがあります。

お腹

縦はへそ下から恥骨まで、横は乳首からまっすぐ下がった範囲に［熱タオル］を当てる。

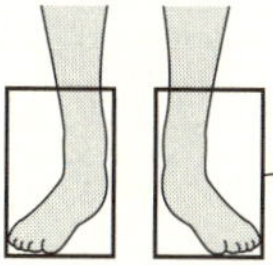

かかとがかさつきやすいのは血行不良が原因。冷えやすい足を温めて、全身の血流を促しましょう。

足

足首から下を包むように［熱タオル］を当てる。

温か療法ができないときは、使い捨てカイロや湯たんぽで温めても。生理痛がないときも、なるべく毎日行うようにしましょう。

温かトリアージ ［足指ジャンケン］

足の血流をよくする方法にもいくつかありますが、簡単で即効性もあるのが、この足指ジャンケン。生理痛や冷えが気になるときだけでなく、ふだんから足の指を開いて血流改善に努めましょう。

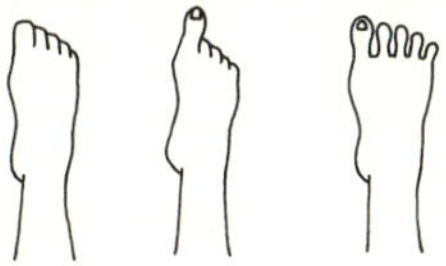

回数は好きなだけでOK。入浴時に湯船につかりながら行うのもよいでしょう。足の疲れ、むくみにも有効。自律神経の活性化にもつながるので、閉経前後の女性はもちろん、男性にもおすすめします。

［手足、顔のほてり］の温か療法

手足や顔のほてり・イライラ・肩こり・体温調節がうまくいかないなどの訴えはほとんどの女性に見られます。むしろ通らなければならない道であると言えるかもしれません。もし更年期障害がなければ「老年期障害」というものがおとずれるとの話もあります。さらに更年期障害は今や女性だけのものにあらず、男性にも参加権？があるらしくよく聞くようになりました。さてこの更年期障害の原因は何かと言うとホルモン調節の不都合と言えます。女性は年をとると卵巣機能が低下し、月のものがなくなります。この閉経の前後にホルモンの低下と身体のバランスがうまくいかなくなってしまい、その結果不定愁訴とも言われる「更年期障害症状」が出現するのです。

一説によると肝臓の働きのよい欧米人は卵巣での働きを補うことができるので 更年期障害になりにくいと言われているようです。

ちなみに男性ではテストステロンの急激な低下が原因になっているようです。この時期は特にお腹を冷やさずできるだけ温めることが必要です。温か療法が難しければ使い捨てカイロでもよいでしょう。内臓全体を温めることが、働きが活発になるような手助けとなるのです。

温めポイント ［お腹］と［ふくらはぎ］

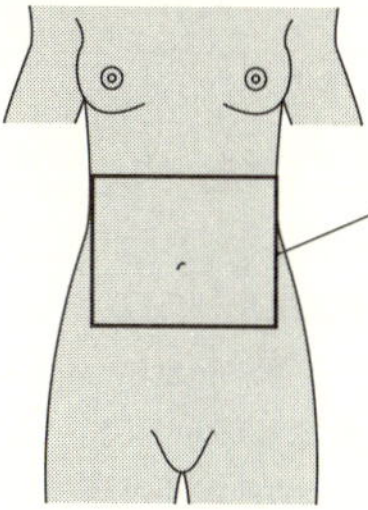

内臓で一番の〝熱生産工場〟である肝臓と〝第二の心臓〟ふくらはぎを温めます。

お腹

縦は、肋骨の下から２本目のラインと〝丹田《たんでん》〟と呼ばれるへそから指３～４本分下のところまで。横は、タオルの幅いっぱいに使ってできるだけ広くカバーする。

肝機能を強化するツボ「期門《きもん》」の辺りを温めてほぐしましょう。

期門 左右の乳首から垂直に線を下ろし、肋骨の下から４本目の骨が交差するところ。

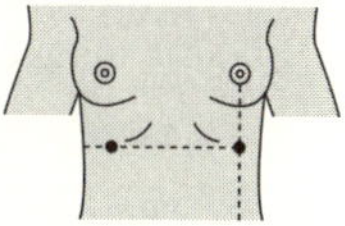

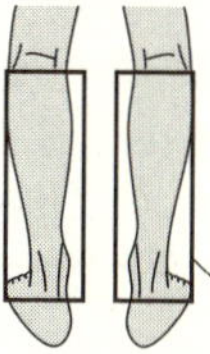

ふくらはぎ

脚の背面、ひざから足首までカバー。

足湯をしながらお腹だけに［熱タオル］を当ててもかまいません。

温かトリアージ ［足首を回す］

足首を柔軟に保つことは、生殖器の働きを健全にします。 更年期でなくても、若々しく元気に毎日を送りたいすべての女性、そして男性にもおすすめ。暇さえあれば足首をグルグル回すくらいの気持ちで、好きなときに、好きなだけ行ってください。

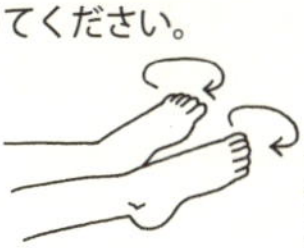

つま先を伸ばして大きく回す。

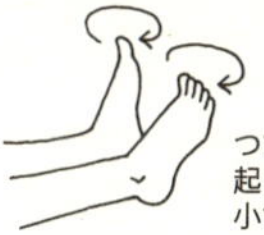

つま先を起こして小さく回す。

同じ方向で何回か行ったら、逆向きでもくり返しましょう。

温かコラム

[仙腸関節]

人は柔らかく生まれて硬くなって死んでいく。古代中国の哲学者、老子の言葉です。柔らかさは「生」、硬さは「死」を象徴すると同時に、ときに「柔」は弱さであり、「硬」は強さでもある。人の一生や自然の摂理を表す非常に奥深い言葉ですが、実際に生まれたばかりの赤ちゃんの体はとても柔らかいものです。そして、年齢を重ねるにつれて、体の柔軟性を保つのは努力なしでは難しくなります。「死」とはいわないまでも、体が硬くなると、血液循環も悪くなり、体温低下、自律神経の乱れといった不調の原因につながっていきます。

ところで、体が柔らかい、硬いの基準はどこにあると思いますか？まず一番の判断材料になるのが関節の可動域です。それも、適正な角度の範囲内であることが重要。成人の場合で、全身に200以上ある関節のどれもが、それぞれに適正な可動域を保つには、関節が適正域を超えたときに制御できる筋力が必要です。

たとえば、左右開脚で180度以上開くからといって、体が柔らかいと喜んでばかりはいられません。特別なトレーニングをしていない人にとって、それは関節のゆるみや筋力不足である可能性が高いからです。しかし、基本的に、体の柔らかい人は、筋力も過不足なく、体力があって、病気になりにくい、若い体の持ち主といえます。

また、200以上ある関節の中で最も大切にしたいのは、骨盤と仙骨をつなぐ仙腸関節であると私は考えます。仙骨が正しい位置にないとこの関節も動きが悪くなり、股関節が硬くなります。すると、まず下半身の血流が非常に悪くなる。それは、全身の血液循環にも影響しますから、体のいろいろな働きの妨げになります。

仙骨は、体の中心にありながら、自分の意志で動かせる骨です。仙骨を正しい位置にすることは、姿勢の改善、自律神経の調整、ひいては体全体の働きを高めることにつながっていきます。

Part 4

「温める」は若返りの切り札
温か生活で体温アップ

体の冷えは生活習慣がもたらす現代病。あなたが気がつかないうちに、体温は下がり、免疫力の低下、自律神経の乱れなど体の中では異常事態が発生しているかも……。冷えやすい環境に置かれた私たち現代人こそ［衣・食・動］で体を温めることが大切なのです。

［衣・食・動］日々の暮らしで体を温めよう

熱っぽいので体温を測ってみたら37℃にも達していなかった、という経験はありませんか？　微熱とさえいえないわずかな発熱でも、代謝が上がって体は活気づき、熱っぽいと感じるのです。ところが、冷えとなると案外気づかないもの。平熱が36℃に満たない低体温になっていても、本人はそれと気づかないことがよくあります。

それは、体が「冷え」に慣れてしまっているからです。エアコンの普及をはじめ生活の近代化は快適な一方で、私たちは季節感を失って環境の変化に鈍感になり、自らの感覚をも鈍らせています。それに加え、ストレス、夜型生活、食環境、交通の発達による運動不足……数えたらきりがないほど、現代生活は、心身の緊張を持続させる要因だらけといってよいでしょう。何かと〝癒やし〟が話題になるのも、そうした生活に疲れている人が多いから。交感神経が優位に働く時間が長くなって、心身をリラックスさせてくれる副交感神経がうまく働かなくなっているのです。

生活習慣から体が冷え、それがもとで自律神経が乱れて、さらに冷えが進む……。この悪循環から抜け出す最も有効な手立てが「温める」ことです。毎日の積み重ねで冷えた体を、日々の生活の中で温めていく。冷えを感じたら上着をはおる、冷たい物はなるべく摂らない、まめに体を動かしてみるといったように、ちょっとした心がけで、冷えを防いで体を温めていくことができます。これからご紹介するのは、あなたの暮らしを「温か生活」にするヒントです。「衣」は、広い意味で体を外から温めるコツ。「食」は、冷えを防ぎながら熱を作る力を強化する食生活について。「動」は、文字通り、体温アップに欠かせない筋力強化を中心にした運動の実践法です。難しいことは考えずに、いろいろ試して、これをやると体が温まるな、気持ちいいなと感じることをどんどん増やしていくとよいでしょう。人間は現金な生き物です。痛みがなくなったり、元気になったのが少しでも実感できたりすると、少しばかり手間がかかっても続けようという意欲が出てきます。そうして1つずつ自分で選び、身につけた習慣によって、あなたの毎日は日を追うごとに「温か生活」になっていくのです。

温か生活を始めよう［体温アップ基本のき］

何かと体が冷えやすい現代生活には、体温低下の“罠《わな》”がいっぱい。でも、毎日の生活でちょっとしたことに気をつければ、体温を上げるのは難しいことではありません。できそうなことから１つずつ取り組んでみましょう。

これだけはすぐにやってみよう！

●自分の平熱を把握する。
●姿勢や動作にクセがあったらあらためる。
●決まった時間に起きて朝の日光を浴びる。
●生活に支障なくできる運動を取り入れる。
●入浴は、シャワーだけですまさず、湯船にしっかりつかる。

日光を浴びることで、低体温防止に有効なホルモン「セロトニン」が増えます。セロトニンは“幸福ホルモン”と呼ばれるほど、心身を健康に保つ働きがあるとか。背筋を伸ばして歩く、朝の散歩から温か生活をスタートさせましょう。

「体内時計」を味方につける

ふつうは早朝に低く、夕方は高くなり、夜には再び下がって、睡眠中は１日のうちで最も体温が低くなります。この体温のリズムを作り出すのが「体内時計」。体温だけでなく、時間や季節の変化に体が効率よく対応できるように調節する「体内時計」が乱れると低体温をはじめ体にさまざまな不調があらわれます。

●朝食で脳と体を目覚めさせる

朝食は、体内時計をリセットする効果あり！　最低でも午前９時頃までには朝食をすませておきましょう。

１日の活動に必要なエネルギーを補充すれば、脳や体の働きが活発になって、熱を作る力の強化にもつながります。

●夜はリラックス

運動するなら夕方が吉。夜は、なるべく心身をリラックスさせましょう。

毎日必ず巡ってくる［体温アップのゴールデンタイム］

運動中〜運動後約１時間

運動時は新陳代謝が活発になり、血液量も増えて体温が上昇。運動後も体温が平常に戻るまで１時間ほどかかります。

入浴中〜入浴後約１時間

お湯の温度と比例して体温が上昇。血管が拡がって体全体が温まります。運動前は少し熱めのお湯で短時間入浴。運動後、体が冷えたときや就寝前は、ぬるめのお湯に長くつかるとよいでしょう。

食事中〜食後約30分から１時間

血液が消化器官に集まって、代謝も活発になるため体温が上昇します。とくにタンパク質が豊富な食品は、食事による体温上昇の効果が高く、よく噛んで食べるとさらにアップ。

さらに月経のある女性は……

黄体期（排卵後の基礎体温高温期）

排卵後の黄体ホルモンの影響で平常より体温が少し高めになります。
体温アップには生活のメリハリが大事。運動後に体温が下がった頃に入浴、その１時間後に食事、というようにすれば、その間、体温は高めに維持されます。また、黄体期は、体調や精神面が不安定になる時期でもあるので、ストレッチなど軽い運動や入浴をすると自律神経の働きが整って、心身の安定につながります。

これを実行すれば体温アップは確実！

●規則正しい生活を心がける。
●仙骨を操作する運動（88〜89ページ）を毎日行う。
●盆の窪と仙骨の温か療法（42〜43ページ）を週１〜２度行う。
●水分を過不足なく摂取する。
●痛みや不調は放置しないで早めに対処する。

[衣・外側から温める]
冷えを防ぎ、熱を作る力を養う

日常生活で、冷えを防ぎ、体を温めるために次の3つを心がけてください。

①湯船への入浴

湯船につかることで全身の血流がよくなり、体温が上昇するほかむくみや冷えの改善、ストレス緩和にもつながります。かかり湯を行い、半身浴から全身浴へと徐々に体を温めるとよいでしょう。また、入浴後は水分補給を忘れずに行ってください。

②衣服で調節

衣服には、体からの熱の発散を調節して、体温を一定に保つという大切な役割があります。外出時には、帽子、マフラーやストール、上着など脱ぎ着しやすいものを用意しておきましょう。

③冷房による冷えに気をつける

温度差の激しい場所への出入りをくり返すと、自律神経に乱れが生じやすくなります。とくに、夏場は冷房による冷えに注意。オフィスなど長時間冷房の効いた場所ですごすような人は、腹巻や下着を利用して体を冷やさないように心がけてください。

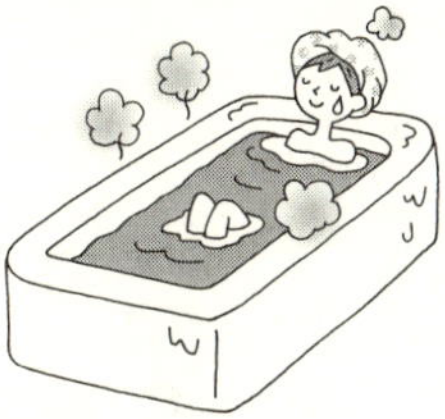

入浴はお湯につかって体を温める

体を温めることだけでなく、汗をかくことが大切。湯温は好き好きで構いませんが、熱過ぎると体に負担がかかるので、ぬるめに感じるくらいに。ただし、体温が低い人は、汗をかきにくくなっているので、少し熱めのお湯がよいでしょう。

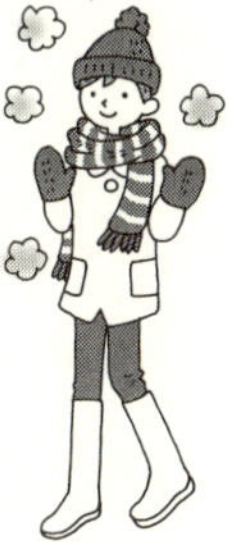

寒さは衣類で調節！

体から逃げる熱の10%は頭から奪われます。気温の低い日や寒冷地に行くときは、帽子やマフラーなどで体温低下を防ぐ工夫が大事。また、体を締めつける下着や洋服、ハイヒールや足に合わない靴は、血行を阻害して体を冷やす一因になります。

体内温度を直撃。夏こそ冷えに気をつけよう！

夏 腰、お腹が冷える

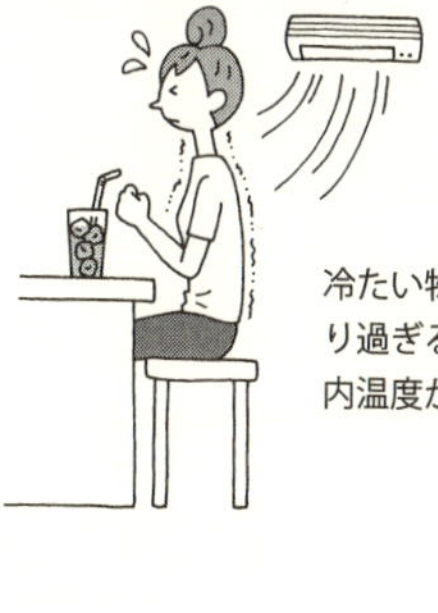

冷たい物や水分を摂り過ぎるとさらに体内温度が低下。

冬 手足の先が冷える

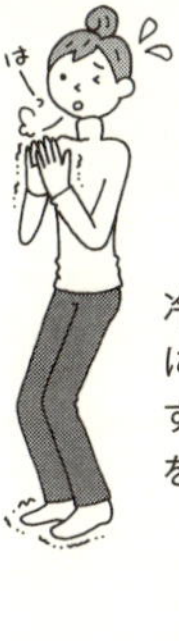

冷え性の人は、とくに血行が悪くなりやすいので、冷え対策を万全に！

［食・熱を作る力を強化する］内臓を冷やさない食事を心がける

食習慣で、体温と密接に関係するのは次の3つです。

①水分の補給

水分の摂り過ぎは体温を低下させますが、不足すると血液が濃くなって血流が悪化、やはり体温低下の要因となってしまいます。

②塩分の補給

塩分には、「体を温める作用」があり、塩分の控え過ぎは体を冷やす一因となり、全身の新陳代謝を悪くします。

③食事の量

食べ過ぎると、血液が胃腸に急速に集まった結果、骨格筋や脳などへの血液供給量が低下して体温が下がります。

要はバランスの問題です。病気で食事制限されている方は別として、自分の体の欲求に素直になったらよいのではないかと思います。

[水分]

体温と密接な関係にある水分の補給は、非常に大切な問題です。一般に1日最低1.5リットルは摂るようにといわれますが、これは、食事に含まれる水分も合わせてのことです。私は基本的に「のどが渇けば飲めばよい」という考えです。ただし、高齢者は、体の感覚が鈍くなり、のどの渇きも感じにくくなるので意識的にこまめな水分補給が必要になります。

水分に関していえば、気をつけたいのは冷たい飲み物の摂り過ぎです。夏でも温かい物を飲めとはいいませんが、せめて常温で摂るように心がけてください。水分はたくさん摂ればいいというわけでなく、摂り過ぎは体の冷えにつながります。世の中にはわずかなよい水を飲むだけで、ほとんど食べることもなく健康に生きている人もいるといいます。いろいろ試して、自分に合った飲み方を見つけてください。

[塩分]

塩分は控えめにしたほうが体にいい。これも程度の問題です。昭和30年代と比べて、日本人の平均的な塩分摂取量は半分に減っていますが、高血圧や脳卒中の死亡率は、減るどころか増加する傾向にあります。過度の減塩は、かえって新陳代謝を低下させ、自律神経失調症や低体温症の一因にもなります。

塩分は、呼吸によって絶えず発生している炭酸ガスを中和して、血液が酸性になるのを防ぐ重要な働きをしています。とくに体温が低く、体内の水分量も少なくなっている朝は、水分と塩分をしっかり摂ることが大切。その意味で、味噌汁は、日本人が考えだした素晴らしい「体温アップ食」といえるでしょう。

[食事の量]

個人差がありますから、どのくらいが適量とはいえませんが、食べ過ぎが熱を作る力を低下させることは確実です。肝臓が、消化の働きで目いっぱいで、熱生産がおろそかになるからです。中高年になったら少食にしたほうが健康にはよい、というのが私の持論です。たまに1日くらいの断食をして、内臓を休ませるのもよいでしょう。

［動・熱生産をパワーアップ］
無理なく着実に体を鍛える

体温アップには、筋肉を鍛えることが大切ですが、次のような3つのステップで少しずつ鍛えていきましょう。

①散歩などで脚の筋肉を使う

下半身の筋肉は、全身の筋肉の7〜8割を占めます。歩くだけでも、脚の筋肉を使うことで、全身の血行がよくなり、体温が上昇します。

②柔軟性を高める

体が硬いと血行が悪くなって、体温低下につながります。ストレッチなどで関節や筋肉を柔軟にすると、日常生活でも動きやすくなり、運動の効果も高まります。

③筋力を強化する

筋肉は、熱を作る力に最も優れた器官です。体を動かすことに慣れてきたら、少しずつ筋力の強化を始めてみましょう。

運動は、体温調節を司る自律神経の調整にも役立ちます。継続することが大切ですから、疲れ過ぎない程度に行えば十分です。

体温アップに効く［温かトレーニング］

椅子に座ったまま、下半身の筋肉を強化できる運動です。腰やひざが弱い人は、無理のない範囲で行いましょう。

ひざを上げ下げする

反動をつけずに、ゆっくりとひざを上げて、下ろします。１セット８回を１～３セット。

●腹筋群、大腰筋を強化します。ひざの弱い人は、左右交互に行ってもOK。痛みがあるときは、ひざを上げる高さを加減しましょう。

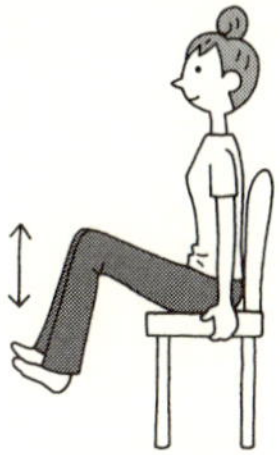

ひざを伸ばす

左右交互に、ゆっくりとひざを伸ばして８秒キープ、ゆっくりと戻します。

●大腿四頭筋、前脛骨筋など主に太もも前面の筋肉を鍛えます。

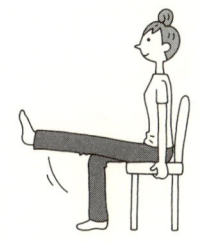

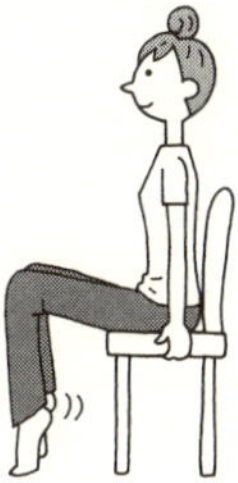

かかとを上げ下げする

つま先は床につけたまま、ゆっくりとかかとをできるだけ高く持ち上げて、ゆっくりと戻します。

●ふくらはぎの筋肉を強化します。負荷をかけたいときは、ひざに手をあて、かかとを上げるときに軽く押さえます。

正面

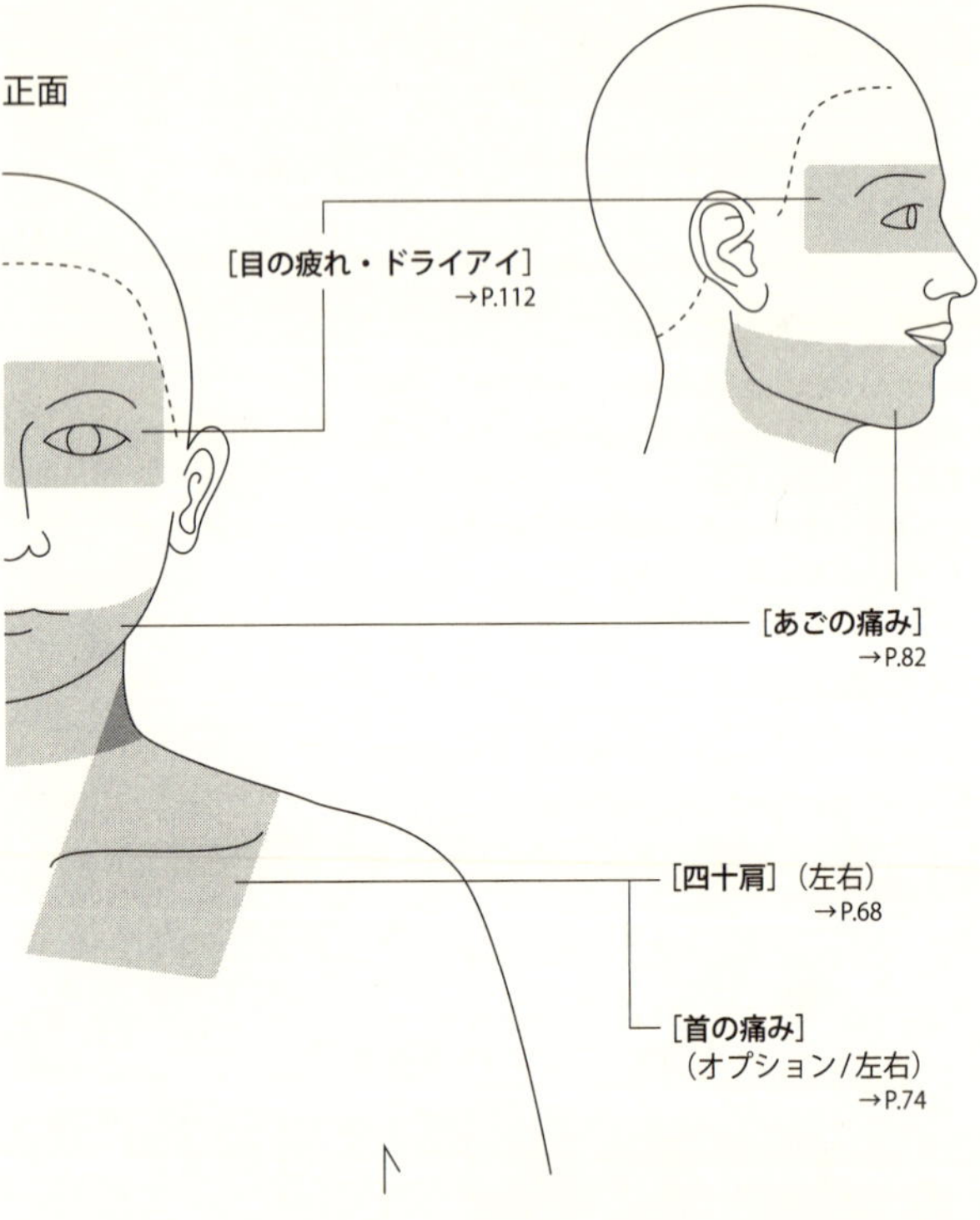

※色が濃くなっているのは重複した部分です。
詳細は各痛み・症状のページで確認してください。

温めるところがすぐわかる

温かMAP 頭部〜肩周辺

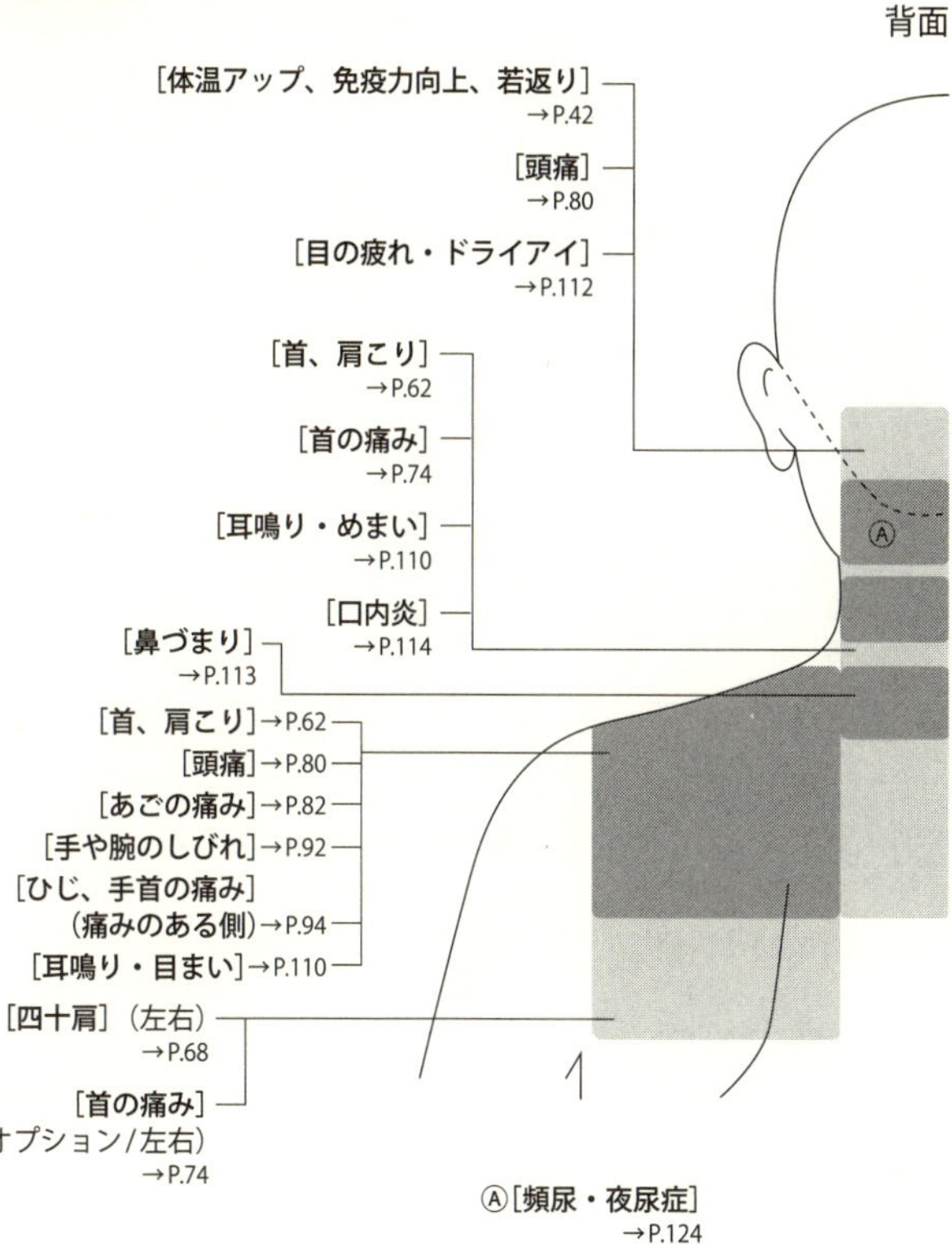

正面

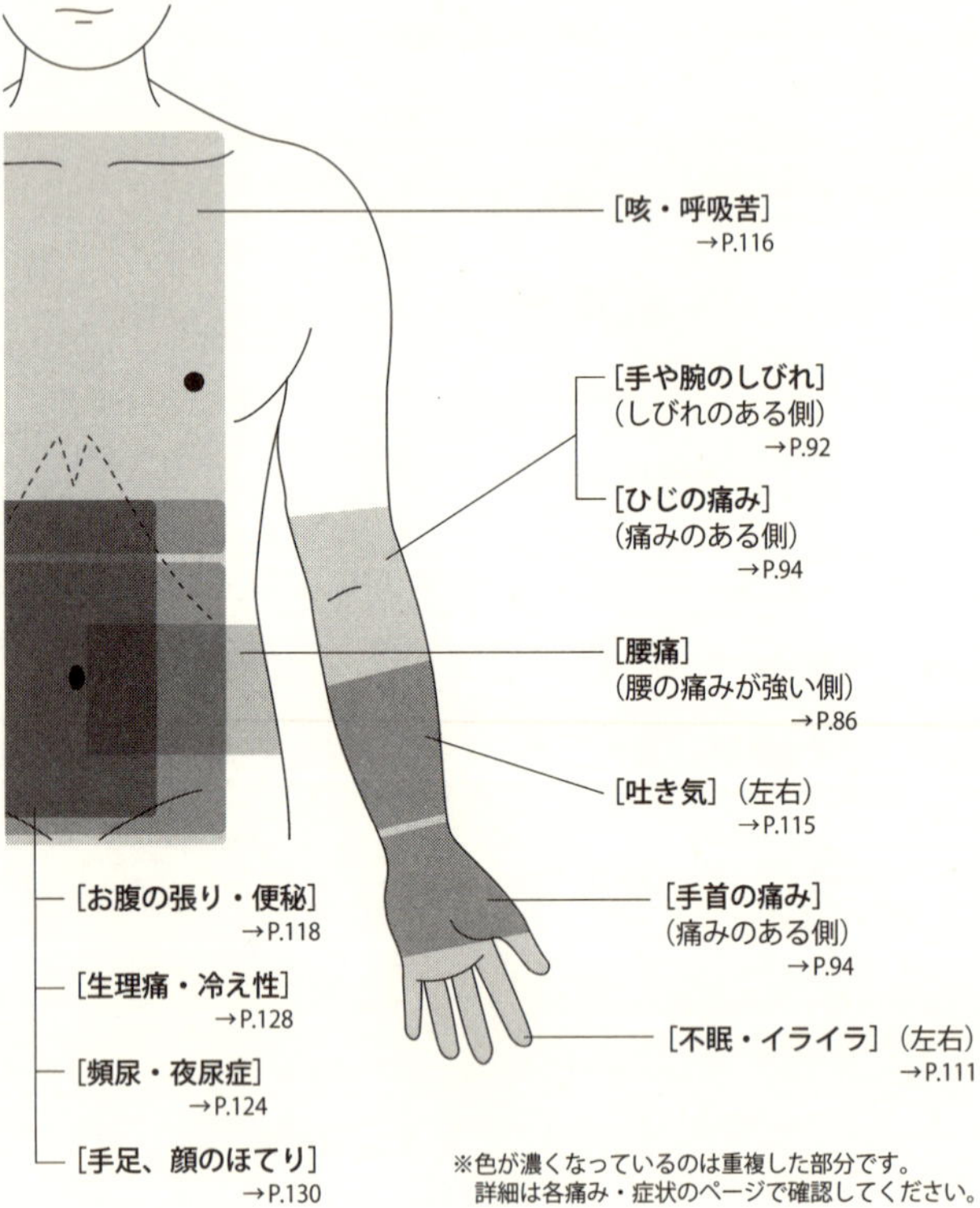

※色が濃くなっているのは重複した部分です。
詳細は各痛み・症状のページで確認してください。

胸・お腹　背中・腰　腕

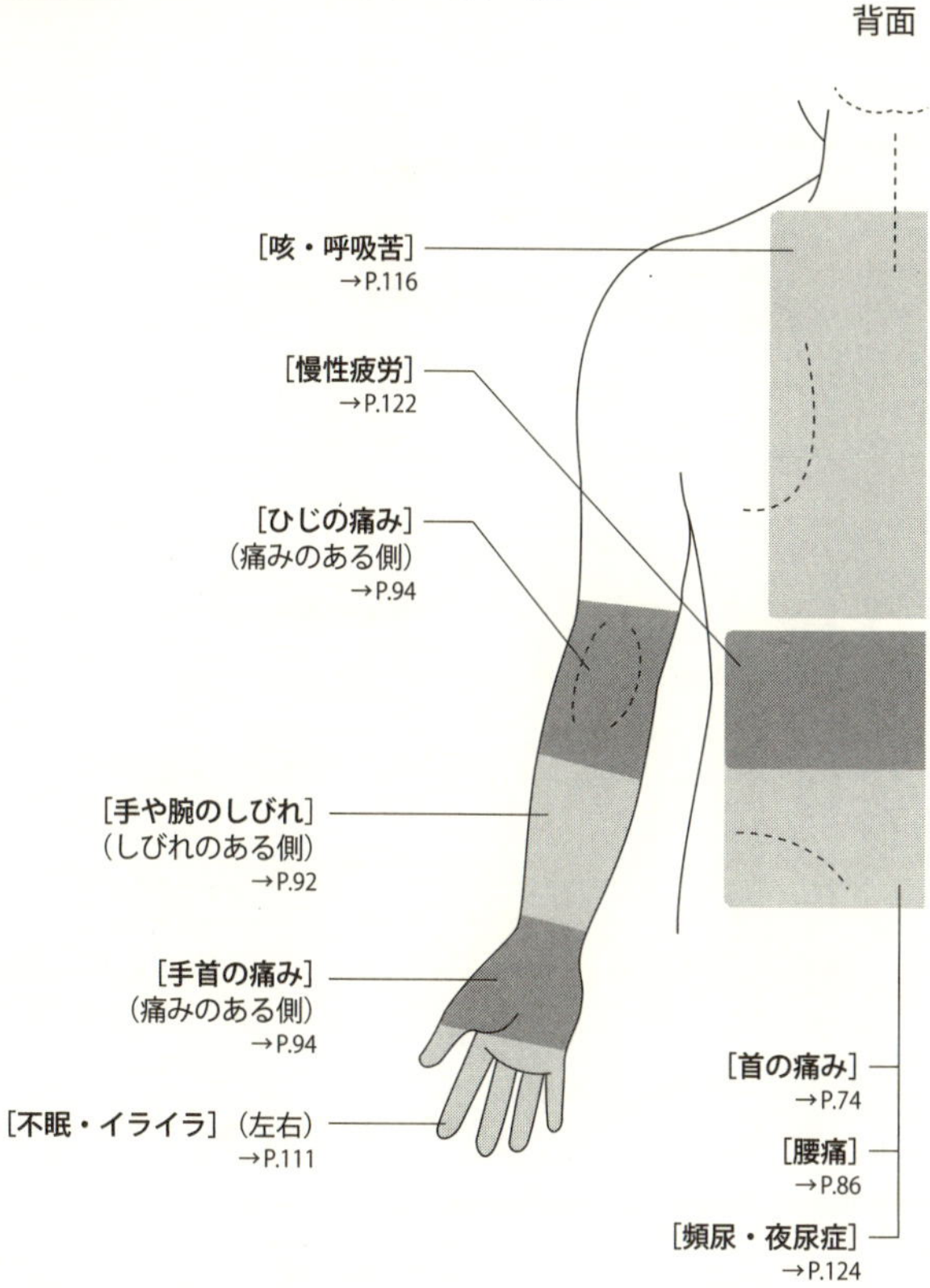
背面
[咳・呼吸苦]
→P.116
[慢性疲労]
→P.122
[ひじの痛み]
(痛みのある側)
→P.94
[手や腕のしびれ]
(しびれのある側)
→P.92
[手首の痛み]
(痛みのある側)
→P.94
[不眠・イライラ] (左右)
→P.111
[首の痛み]
→P.74
[腰痛]
→P.86
[頻尿・夜尿症]
→P.124

正面

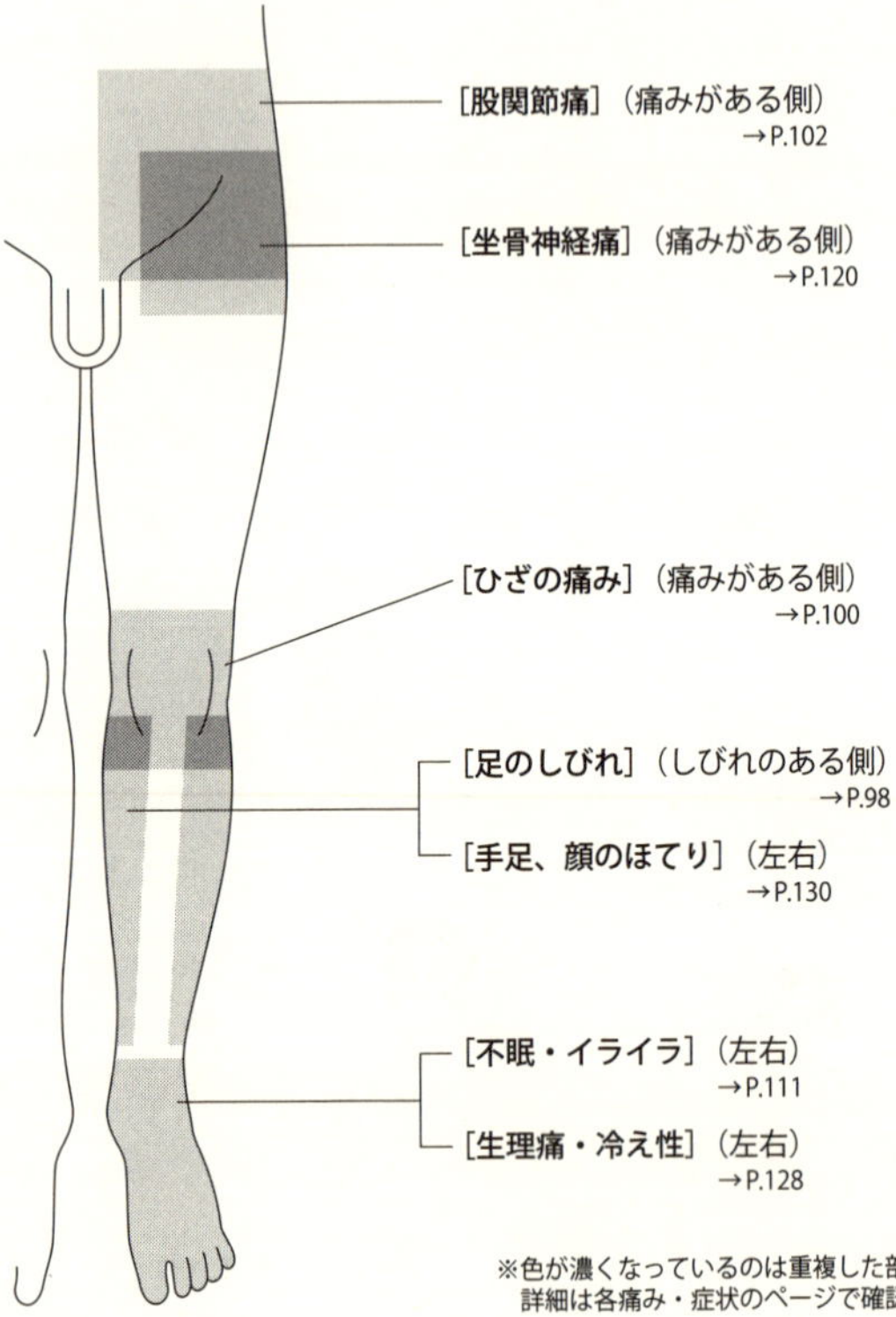

※色が濃くなっているのは重複した部分です。
詳細は各痛み・症状のページで確認してください。

温かMAP　下半身

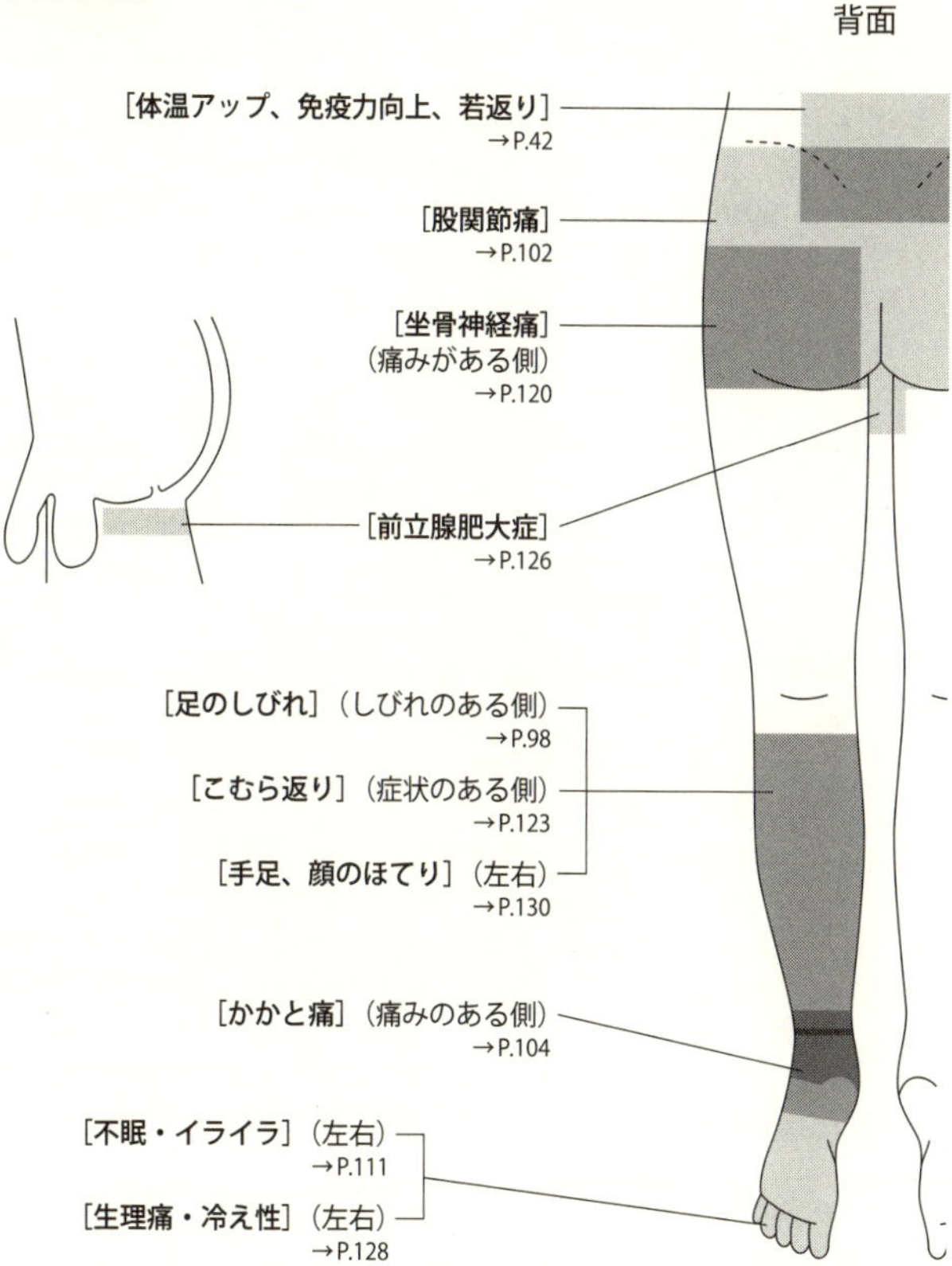
背面
[体温アップ、免疫力向上、若返り]
→P.42
[股関節痛]
→P.102
[坐骨神経痛]
(痛みがある側)
→P.120
[前立腺肥大症]
→P.126
[足のしびれ] (しびれのある側)
→P.98
[こむら返り] (症状のある側)
→P.123
[手足、顔のほてり] (左右)
→P.130
[かかと痛] (痛みのある側)
→P.104
[不眠・イライラ] (左右)
→P.111
[生理痛・冷え性] (左右)
→P.128

［首・肩］の筋肉図鑑

首や肩を支えたり、動かしたりする筋肉はたくさんあります。名称を覚える必要はありませんが、場所や役割を少し頭に入れておくとよいでしょう。痛みやこりがひどい部分の筋肉に、一番負担がかかっているので、その筋肉の緊張をほぐすストレッチや運動で鍛えるなどすれば温か療法の効果もさらにアップします。

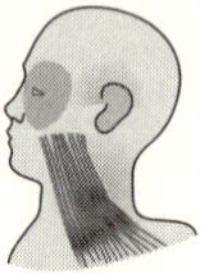

あごの下から首の前面を覆う筋肉。表層、首の動きをコントロールする。

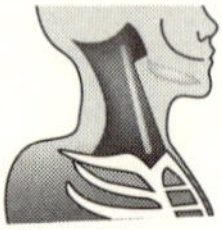

胸骨から鎖骨を通り、耳の裏側にある「乳様突起」まで続く筋肉。首の「屈曲」「回転」機能を司る。

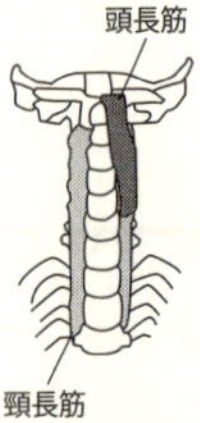

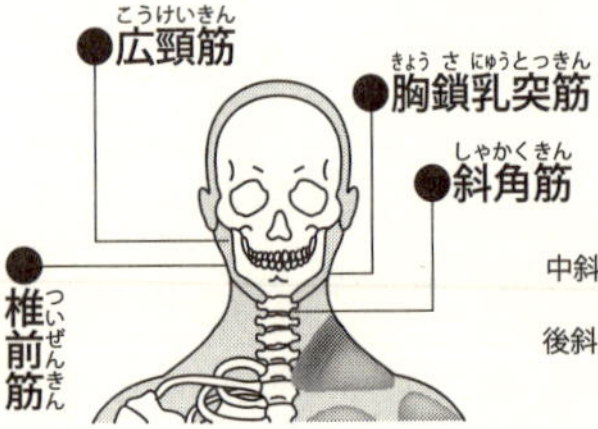

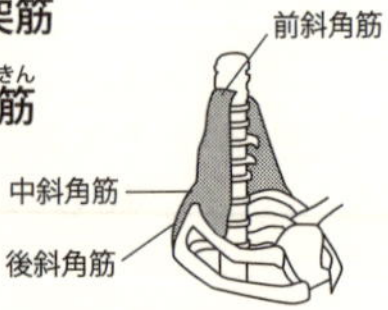

頸椎の前側を走る頭長筋と頸長筋の総称。片側が収縮すると頭が旋回し、両側が収縮すると頭が前に傾く。

首の骨の横の出っ張りと肋骨《ろっこつ》をつなぐ筋肉で、前斜角筋・中斜角筋・後斜角筋の3本がある。その間に腕につながる血管と神経が走り、この筋肉が硬くなると首こりのほか、頭痛、腕のしびれが生じることがある。

いずれも頸椎、脊椎の左右にあり、姿勢の維持や首、肩、腕などを動かす際に使われます。

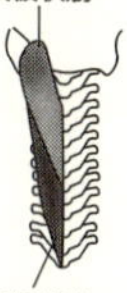

●頭板状筋《とうばんじょうきん》・頸板状筋《けいばんじょうきん》

頭板状筋と頸板状筋は、対をなして首を後ろに傾けるときに使われ、首の神経を支配している。

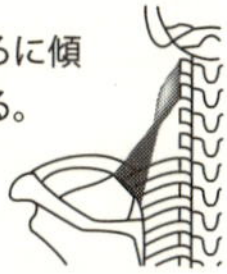

●肩甲挙筋《けんこうきょきん》

肩をすくめる動作など肩甲骨の引き上げ、下方回旋を行う。僧帽筋とともに肩こりの原因となる筋肉。

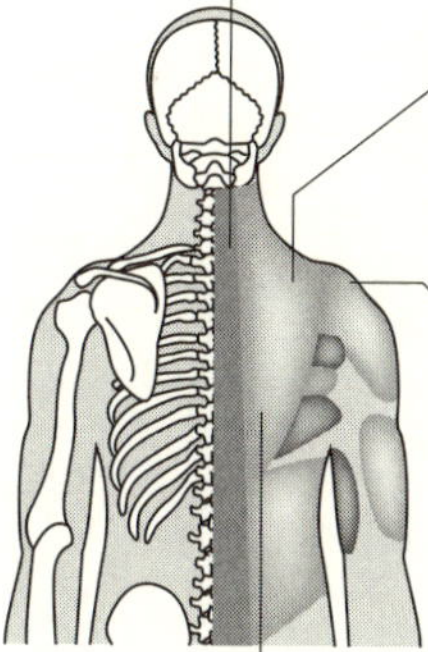

●僧帽筋《そうぼうきん》

肩こりに最も関係深い、背中の一番表層にある大きな筋肉。肩の動作のほとんどに関わり、動作の有無にかかわらず胸部の姿勢を保つ役割もある。

●棘上筋《きょくじょうきん》

「回旋」を司る 筋肉群の１つ。肩甲骨の引き上げ、外転の際に使われ、肩の運動において重要な役割を果たす。

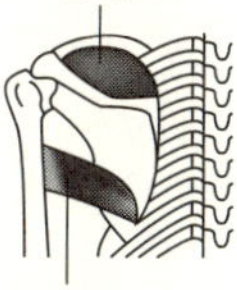

●大円筋《だいえんきん》

肩甲骨の下部から上腕骨へ、わきの下を走る筋肉。 肩の内転、内旋、伸展を行う。

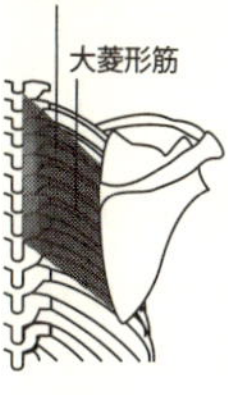

●菱形筋《りょうけいきん》

大小２つの筋肉からなる。背骨と肩甲骨をつなぐ筋肉で、肩甲骨をわずかに引き上げ、後退させるときに使われる。そのほとんどが僧帽筋に覆われている。

［腰］の筋肉図鑑

腰を支える筋肉は、背中、腹部の大小20種類以上にもなります。それぞれの筋肉は、姿勢維持、腰や脚の動き、内臓の保護といった役割を果たしながら、相互に助け合って腰にかかる力を分散させています。ここでは、とくに腰痛と関係が深いものを紹介します。

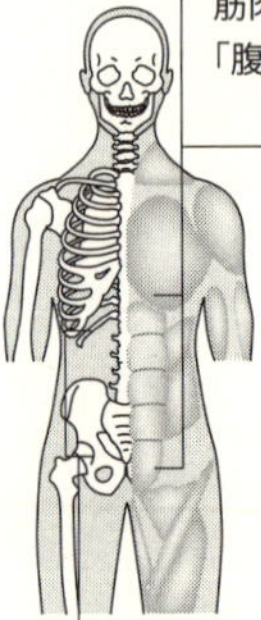

●腹直筋《ふくちょくきん》

筋肉の中では体の外側についているアウターマッスル（表層筋）。「腹筋を鍛える」は主にこの筋肉を鍛える運動を指します。

●外腹斜筋《がいふくしゃきん》

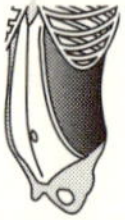

腰をひねる、横に倒す動作に強い筋肉。現代の日常生活では使う機会が少ないため弱体化しやすい傾向が。

●内腹斜筋《ないふくしゃきん》

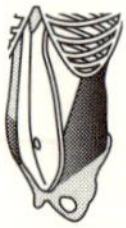

外腹斜筋と対をなし、連動して働く筋肉。外腹斜筋の内側についている。

●腹横筋《ふくおうきん》

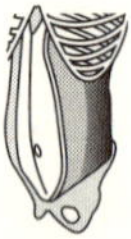

内臓の保護、腰を支える〝コルセット〟の役割を果たす。重要な筋肉でありながら、一般的な筋トレでは強化しにくい。

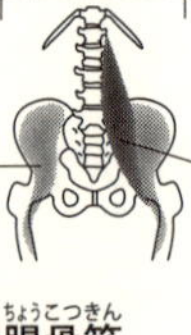

●大腰筋《だいようきん》

腰の安定性を維持。姿勢保持や股関節の曲げ伸ばしにも重要な役割を果たす。

●腸骨筋《ちょうこつきん》

骨盤と脚のつけ根を結ぶ筋肉。骨盤を正しい位置に保つ＝姿勢を保持する。

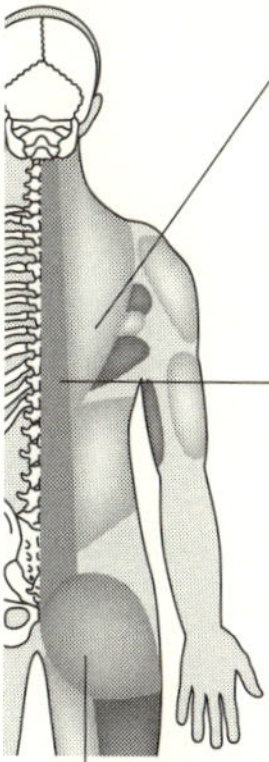

●広背筋《こうはいきん》

背中で最も広い筋肉。肩を反らせるのが主な働きで、肩関節の動きや腰を支える役割も果たす。

●脊柱起立筋《せきちゅうきりつきん》

広背筋の下、背骨（脊柱）の両側を走るインナーマッスル（深層筋）。外側から「腸肋筋《ちょうろくきん》」「最長筋」「棘筋」の３つに分かれる。姿勢の維持に最も大切な筋肉。

●腰方形筋《ようほうけいきん》

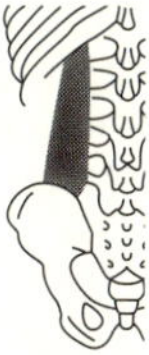

骨盤から腰の骨と一番下の肋骨につながる筋肉。骨盤の安定、上体を反らせる、横に倒すときに働く。ギックリ腰の主な原因は、この筋肉の損傷や弱体化。

●大殿筋《だいでんきん》

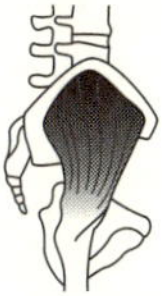

お尻の一番外側にある大きな筋肉。骨盤を下から支えて腰を守り、ヒップラインを作る筋肉でもある。

●中殿筋《ちゅうでんきん》

大殿筋の下、小殿筋の上にある筋肉。主な働きは、脚の外転（外に広げる）と歩行中の骨盤固定。この筋肉が衰えると腰痛になりやすい。

●小殿筋《しょうでんきん》

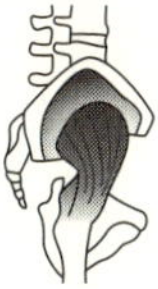

殿筋の中では最も深層にある筋肉。腰痛や坐骨神経痛で悩む人には、この筋肉に緊張や衰えが見られる。

仙骨の調整（88～89ページ）は、これらの筋肉を効果的に鍛え、腰痛や姿勢の改善に役立ちます。

［脚部］の筋肉図鑑

脚が弱ると、体が不安定になり、日常生活のちょっとした動作でふらふらして体の衰えを感じるものです。逆に“脚が元気”なら体も元気。もともと筋肉の多いところですから、痛みやしびれを軽減すれば動きやすくなり、散歩や軽い体操でもいい鍛錬になるでしょう。

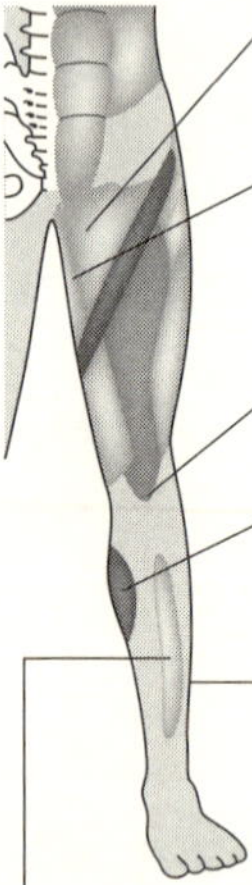

●大腿《だいたい》四《し》頭筋《とうきん》

大腿骨を四方から支える大腿筋（ハムストリングス）の1つ。全身の筋肉の中で、最も強くて大きい。

●内転筋群《ないてんきんぐん》

脚を閉じるときに使う筋肉。O脚やぽっこりお腹が出るのは、この筋肉の衰えによる影響が大。

●膝蓋靭帯《しつがいじんたい》

ひざ（膝蓋骨）とすね（脛骨）をつなぐ靭帯。

●腓《ひ》腹筋《ふくきん》

ヒラメ筋と対で働くふくらはぎの筋肉。ひざを曲げる、つま先立ちをするなどの動作で使われる。

●長《ちょう》指《し》伸筋《しんきん》

足の親指を除く4指を伸ばし、反らせる筋肉。

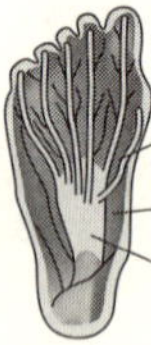

筋肉や神経は、足の甲、指先まで伸びています。指や足首の動きを柔軟にすることは、ふくらはぎを始め脚の筋肉の働きを助け、痛みやしびれの改善・予防につながります。

●前脛骨筋《ぜんけいこつきん》

いわゆる「弁慶の泣き所」に位置する筋肉で、足を反り返らせる役割をする。

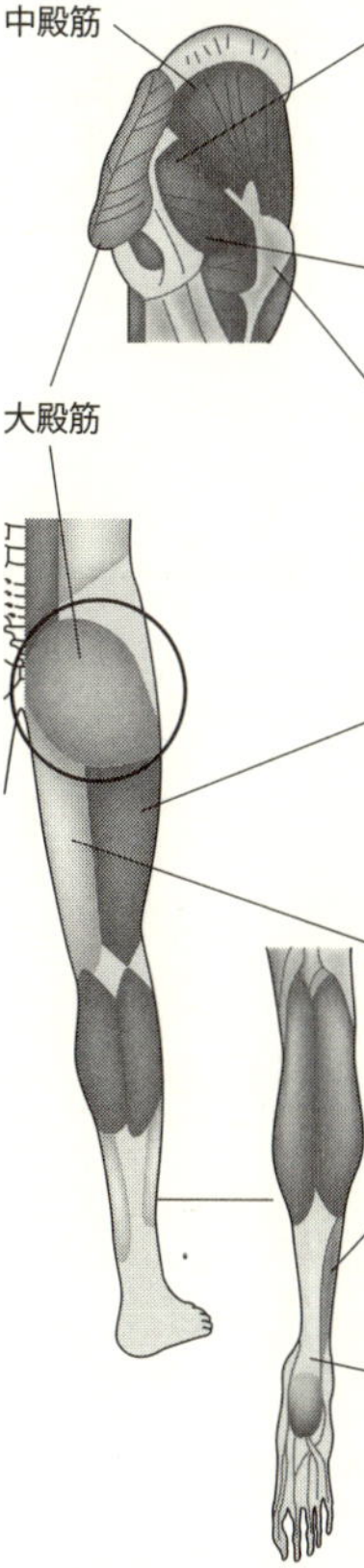

●梨状筋《りじょうきん》

主に股関節からつま先を外に向けるときに働く。梨状筋が硬くなると、下を通る坐骨神経が圧迫されて、脚に痛みやしびれが出る（梨状筋症候群）。

●閉鎖筋《へいさきん》

太ももを外に開くときに働く筋肉。

●大転子《だいてんし》

股関節、大腿骨の外側の突起した部分。ここがゆがむと、脚の動き、姿勢、肩関節にまで影響がおよぶ。仙骨と並んで骨盤矯正の大切なポイント。

●大腿二頭筋《だいたいにとうきん》

太ももの裏全体を覆う、脚を持ち上げるときに使われる筋肉。ここが硬くなるのも腰痛の原因に。

●半腱様筋《はんけんようきん》
●半膜様筋《はんまくようきん》

ともに、ひざの動きに大きく関わる太もも裏側の主要筋肉。

●ヒラメ筋《きん》

上にVの字に腓腹筋が覆いかぶさっていることから、総称して下腿三頭筋と呼ばれるふくらはぎの筋肉。

●アキレス腱《けん》

腓腹筋、ヒラメ筋をかかとの骨に付着させる、歩行や運動に必須の腱。人体の中で最も強くて大きな腱だが、ダメージを受けると回復が遅いのが弱点。

文庫版あとがき

講談社の藤枝さんには『腰痛は「たった一つの動き」で治る！』『首・肩・ひざの痛みは「たった一本のタオル」で治る！』の2冊を単行本と文庫本の両方で出版する機会をいただきました。少しでも多くの読者の皆様に実行していただき効果を実感していただきたいと願っております。

この本に紹介されている基本的な方法は実際に私が長年「デイサービスがまの穂」にて行っているものであると同時に、病院に勤務していたときから看護師をはじめ数々の職員に紹介し効果があったものです。

現在は独自のマッサージや運動と平行して、この温か療法を行っております。先端医療を豪語している西洋医学でも昨今、「薬を止めるだけで病気は……」「抗がん剤は効かない」など現代医療に否定的な本など、多くの情報も出回るようになってきております。確かに一見医療は日進月歩のように感じられ、また宣伝もされておりますが、日々体調不良を訴える人々を観ていると「年齢だから……」「生活習慣からくる……」などドクターが諸手を挙げているものも少なくありません。

手術や薬で助かる人もたくさんおります。それは否定できないことです。しかし逆に「悪化することもある」のも事実です。病院で簡単に治ったり、痛みをやわらげたりできるものであれば、それはそれで嬉しいことですが、私のみている限りでは、そのような人があまりにも少なく感じられるのです。

そんななか、何のリスク（副作用）もなく、時間もさほどかからず少しでも痛みや苦痛が軽減できるのであれば、民間療法的なことを試してみてもよいのではと思います。

わずかな継続だけでよいのです。「温めること」――これは万人に良いことです。基本的に冷やして良い事はほとんどありません。

この3月からメールマガジンもはじめました。そちらでも皆様とお会いしたく思っております。

皆様の健康をお祈りして。

吉田　始史

本書は2012年6月に小社より刊行された、『首・肩・ひざの痛みは「たった1本のタオル」で治る！　慢性痛が治る「温か療法」』を文庫化したものです。

吉田始史—日本武道学舎学長。1959年、北海道焼尻島生まれ。
15歳より空手を始め、その後、合気道、剣道などあらゆる武道を修める。長年の修練を通して導き出した、あらゆる身体運動を解析する「運動基礎理論」を提唱。現在は札幌で「デイサービスがまの穂」も主宰。その独自の理論を取り入れたケアでも好評を得ている。著書には『仙骨姿勢講座』(BABジャパン)、『腰まくらダイエット』(KKベストセラーズ)、『腰痛は「たった1つの動き」で治る！』(講談社＋α文庫)などがある。
高松和夫—高松内科クリニック院長。1976年、北海道大学医学部卒業後、北大病院精神科、市立小樽第二病院、勤医協札幌丘珠病院、平松病院、恵佑会札幌病院勤務を経て、1990年に高松内科クリニックを開業し、現在に至る。

講談社＋α文庫 首《くび》・肩《かた》・ひざの痛《いた》みは「温《あたた》めて」治《なお》す！

吉田始史《よしだもとふみ》　高松和夫《たかまつかずお》＝監修

2014年3月19日第1刷発行

発行者——鈴木 哲
発行所——株式会社 講談社
東京都文京区音羽2-12-21 〒112-8001
電話 出版部(03)5395-3529
販売部(03)5395-5817
業務部(03)5395-3615

カバーイラスト——浅妻健司
本文イラスト——水口アツコ
デザイン——鈴木成一デザイン室
本文データ制作——朝日メディアインターナショナル株式会社
カバー印刷——凸版印刷株式会社
印刷——豊国印刷株式会社
製本——株式会社国宝社

落丁本・乱丁本は購入書店名を明記のうえ、小社業務部あてにお送りください。
送料は小社負担にてお取り替えします。
なお、この本の内容についてのお問い合わせは
生活文化第二出版部あてにお願いいたします。
Printed in Japan ISBN978-4-06-281550-5
定価はカバーに表示してあります。